제 2 판

알기 쉬운
심전도 1

노 태 호 지음

심장 전기 현상의 이해와 심전도의 형성

'어렵기만 한 심전도 이제는 머리로 쉽게 이해한다'

도서
출판 대한의학

노 태 호

1978년 가톨릭의대 졸업 후 내과의사가 되었다. 1987년부터는 모교에서 심장학교수로 심전도와 부정맥을 연구하며, 의과대학 학생들뿐 아니라 의사, 간호사, 응급구조사와 의료기사 등 관련 분야에서 일하는 이들에게 심전도와 부정맥, 전문소생술(ACLS)을 지도하며 가르치는 일에서 보람과 즐거움을 느끼고 있다. 심전도 워크숍, '알기 쉬운 심전도-부정맥을 중심으로'를 올해로 19년째 진행하고 있으며, 더 많은 이들이 이를 통해 심전도와 부정맥을 이해하고 깨우치는 즐거움을 갖게 되기를 바라고 있다.

'닥터노의 심장과 부정맥이야기'란 블로그(http://blog.naver.com/dr_heart)와 Facebook 페이지(https://www.facebook.com/drarrhythmia/)를 통해 지식과 경험을 기꺼이 나누고 있다. 또 심전도/부정맥 동영상을 만들어 YouTube에 공개하고 있으며 의료전문지 후생신보에 '노태호교수의 알기 쉬운 부정맥이야기'를 3년째 연재하고 있다.

외우지 않고 머리로 이해하는 심전도 공부를 돕고자 펴낸 '노태호의 알기 쉬운 심전도'가 독자들의 분에 넘치는 사랑을 받아 2판을 내게 되었다.

2013년 첫 선을 보인 '알기 쉬운 심전도' 1편 '심장 전기 현상의 이해와 심전도의 형성'과 2편 '여러 임상상황하에서 부정맥의 치료'는 오랜 기간 가톨릭의대 학생들에게 해 온 필자의 강의를 근간으로 해왔음에도 불구하고 빠르게 발전하는 의학의 흐름을 반영하기 위해 추가와 개정이 필요했다. '심장 전기 현상의 이해와 심전도의 형성'에서는 심실비대, 각차단에 대한 일부 개정과 함께 임상적 중요성이 큰 QT간격과 ST분절의 정상과 이상에 대한 새로운 장을 추가하였다. 또 이해를 높이기 위해 심전도와 모식도를 여럿 변경했다. '여러 임상상황하에서 부정맥의 치료'에서는 새로운 의학적 발견이 지속되고 있는 부정맥 특히 심방세동에 관해 여러 부분에서 업데이트를 충실히 하고자 했다. 또 가장 최신인 미국심장협회 ACLS 가이드라인을 반영해 여러 부정맥의 치료에서 소개하였다.

2013년 1판을 낸 이후, 세 번째 시리즈로 부정맥을 깊이 있지만 일반인도 이해할 수 있는 '닥터노의 알기 쉬운 부정맥'을 펴냈고 네 번째로 심전도의 재미있는 현상을 기술한 '심전도 한 걸음 더'를 추가하였다. 앞으로도 '노태호의 알기 쉬운 심전도'를 통해 어려운 심전도와 부정맥을 쉽게 풀어 누구라도 이해할 수 있도록 하는 일이 독자에게 보답하는 길이라 생각한다.

2017년 9월

노 태 호

심전도가 발명되어 심장질환의 진단을 포함한 여러 분야에 활용된 지 100년이 훨씬 넘었다. 과학기술의 발달로 새롭고 복잡한 진단 방법이 끊임없이 등장했지만, 신기하게도 심전도는 여전히 중요하며 이는 앞으로도 크게 다르지 않을 것이다.

의학과 여러 의료 분야에서 일하는 의사, 간호사, 응급구조사, 의료기사 등 많은 이들에게 심전도는 꼭 필요한 지식이다. 우리나라에서도 그 중요성을 인식해 학교에서 심전도를 가르치는 시간이 적지 않을 뿐만 아니라, 심전도에 대해 스스로 공부할 수 있는 다양한 서적과 번역서가 꽤 많이 나와 있다. 그러나 정작 책이 있다고 해도 기본 지식이 어느 정도 있어야 이해를 할 수 있는 만큼, 심전도는 여전히 쉽지 않다.

이번에 발간하는 『노태호의 알기 쉬운 심전도』는 올해로 15년째를 맞는 '알기 쉬운 심전도 – 부정맥을 중심으로' 심전도 워크숍과 의대 학생 강의에서 저자가 계속 강의해 온, '심장 전기 현상의 이해와 심전도의 형성'을 단행본으로 펴낸 것이다. 제목이 말해 주듯, 『노태호의 알기 쉬운 심전도』는 심전도의 '소견'을 요약 정리해 밑줄을 그어 가며 정독해야 하는 어려운 책이 아니다. 오히려 편안한 자세로 앉아 한 장 한 장 쉽게 책장을 넘길 수 있는 책이므로, 머릿속으로 생각하며 차근차근 읽어 나갔으면 한다. 『노태호의 알기 쉬운 심전도』는 누구라도 이해할 수 있도록 쉽게, 진정으로 열심히 가르치는 것이 선생으로서 해야 할 일이라는 생각과 원칙에 충실하게 쓰고자 노력한 책이다. 애초부터 『노태호의 알기 쉬운 심전도』의 목표는 심전도에 관한 모든 지식을 전달하는 것이 아니었다. 그보다는 심장 전기 흐름의 정상과 이상을 머리로 생각하고 이해하며 깨닫는 즐거움을 나누고 싶었다.

이 책을 발간하는 근간이 된 심전도 워크숍, '알기 쉬운 심전도'에 처음부터 참여해 15년의 긴 세월을 같이 해 온 이만영, 오용석, 전두수, 진승원, 장성원, 김지훈, 신우승 등 동료 교수들에게 지면을 통해 감사의 말씀을 드린다. 또한 심장학과 심전도, 부정맥을 가르쳐 주신 학내와 학계의 스승님들, 같이 심전도와 부정맥을 공부하는 학계의 선후배 동료 교수들께도 감사를 드린다. 그리고 밖에서 마음껏 일할 수 있게 가정을 편안히 해주는, 적지 않은 우리 가족들에게도 고맙다. 의대졸업반 학생 네 명의 조언도 큰 도움이 되었다. 마지막으로 이 책의 발간을 직접 도와 준 도서출판 대한의학의 편집부 여러분께 깊이 감사드린다.

2013년 2월

노 태 호

목 차

Chapter **1** **심장의 전기 생성**

Chapter 2 심전도의 이해

심장의 전기 흐름

Chapter 4 부정맥의 발생

Chapter
01

심장의 전기 생성

▶ 심근세포의 배열은 방향성이 있다

▶ 심근세포의 분극과 탈분극이란?

▶ 심근세포는 스스로 전기를 만들지 못한다

▶ 심장의 전기 생성은 동결절에서

▶ 동결절은 어떻게 전기를 만들까?

▶ 동결절의 자동능이 심박수를 결정한다

Chapter 01

심장의 전기 생성

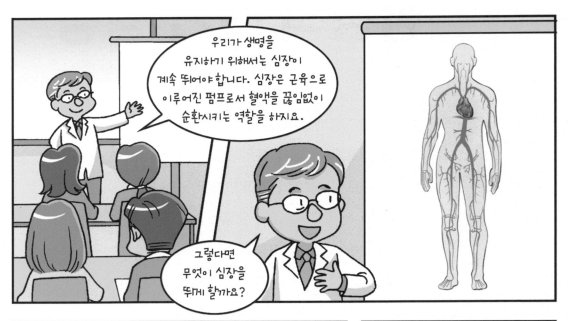
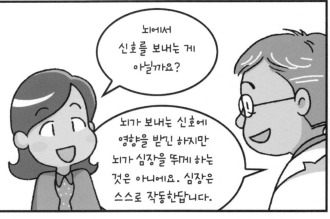
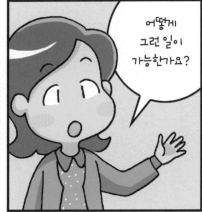

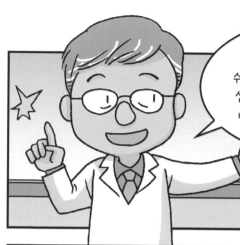
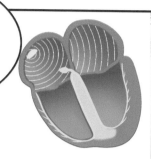

심장을 구성하는 근육세포는 전기 신호에 의해 수축을 하게 되는데 이 전기 신호는 심장 밖에서 생기는 게 아니에요. 바로 심장이 스스로 만들어 내는 것이랍니다.

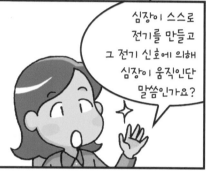

심장이 스스로 전기를 만들고 그 전기 신호에 의해 심장이 움직인단 말씀인가요?

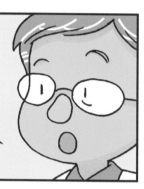

맞아요. 하지만 심장의 모든 부분에서 전기가 생기는 것은 아니에요. 특정 부분에서 전기 신호를 만들고 그 전기 자극이 이동하면서 심장 근육을 수축시킨답니다.

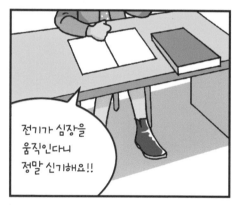

전기가 심장을 움직인다니 정말 신기해요!!

그렇죠? 게다가 심장은 심방과 심실이라는 두 부분으로 나누어져 있기 때문에 조화롭게 움직여야 혈액을 효율적으로 내보낼 수 있어요. 전기 신호의 규칙적 흐름이 이를 가능하게 한답니다.

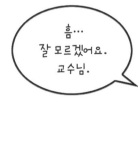
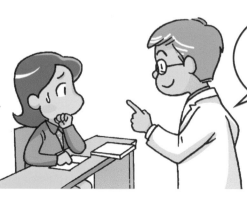

흠... 잘 모르겠어요. 교수님.

이해하지 못하는 것이 당연해요. 심장의 전기 신호부터 자세히 알려줄게요.

심근세포의 배열은 방향성이 있다

우선 심장근육의 모양을 살펴 볼까요? 무슨 모양인지 혹시 연상되는 것이 있어요?

꼭 실타래 같은 모양을 하고 있네요.

그렇죠. 심장근육은 실 한 가닥 한 가닥이 모여 뭉쳐 있는 실타래의 모습을 띠고 있습니다. 실 한 가닥에 많은 심근세포가 일렬로 길게 배열되어 있고 각각의 세포가 수축하게 되면 실 전체의 길이가 줄게 되는 것처럼 심근전체의 '수축'으로 나타나게 됩니다. 만약 심근에 전기가 흘러간다면 어느 방향으로 흘러가게 될까요?

너무 쉬운 질문이네요. 당연히 실의 길이 방향을 따라 흘러가겠지요.

그렇습니다. 이 특징은 매우 중요한데 심장에서 전기의 흐름은 심근세포가 배열된 방향으로 흐르는 방향성을 가지고 있다는 사실입니다. 그 결과 전기의 흐름과 심근세포의 수축이 모두 순차적으로 한 방향으로 일어나게 됩니다.

심장근육세포는
1. 일렬로 길게 배열되어 있고

전기의 흐름과 수축은
2. 순차적으로 일어나며
3. 방향성을 갖는다.

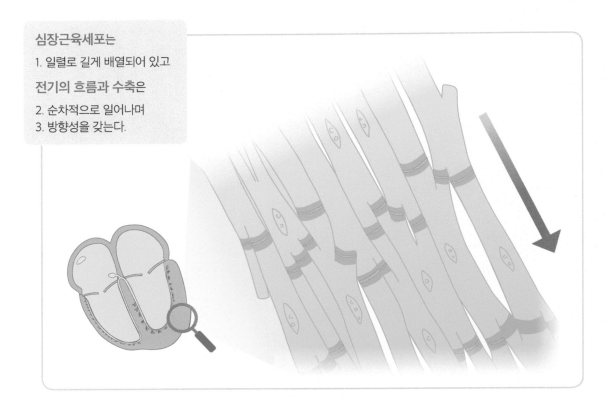

심근세포의 분극과 탈분극이란?

심장근육을 좀 더 확대해 보죠! 마치 실타래의 한 가닥을 뽑은 듯이 심근세포를 분리한 그림인데요. 그림을 보기 전에 먼저 심장세포의 '분극'이라는 개념부터 알아야겠군요. 이 실타래 같은 심근세포들 가운데 세포 하나를 자세히 관찰해 보면, 이완된 상태에서는 세포막을 중심으로 세포 밖에는 양이온, 세포 안에는 음이온이 가득 차 있죠. 이것을 '극화' 혹은 '분극화'되어 있다고 합니다. 그런데 자극을 받게 되면 '탈분극'되죠.

탈분극? 말 그대로 분극화 상태에서 벗어난다는 것입니까?

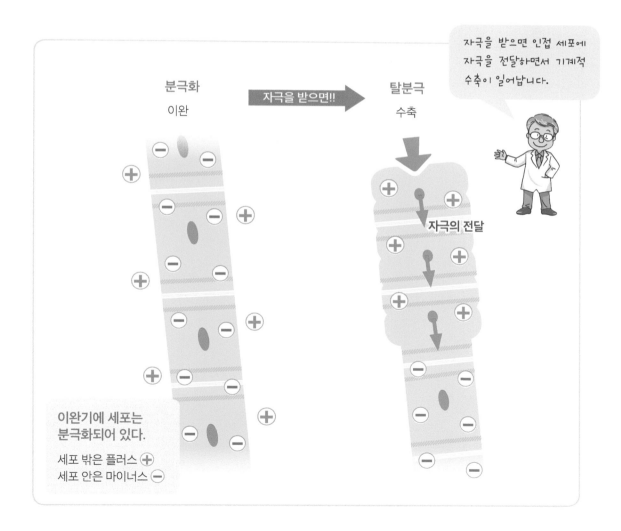

자극을 받으면 인접 세포에 자극을 전달하면서 기계적 수축이 일어납니다.

분극화
이완

자극을 받으면!!

탈분극
수축

자극의 전달

이완기에 세포는
분극화되어 있다.

세포 밖은 플러스 ⊕
세포 안은 마이너스 ⊖

그렇죠! 탈분극이란 세포가 전기적으로 활성화될 때 일어나는 세포막 내외의 이온의 변화를 뜻합니다. 휴식기인 이완 상태에서는 철저하게 닫히고 분극화되어 있던 심근의 세포막이 자극을 받으면 열리게 되죠. 그리고…

세포 외부의 양이온이 세포 내부로 들어오나요?

맞아요! 바로 그겁니다. 아래 그림을 보면서 설명을 들으면 이해가 더 잘 됩니다.

어~? 탈분극되었을 때 세포 길이가 더 짧아지네요?

그렇죠. 자극을 받아서 세포가 수축되었기 때문입니다. 이것을 우리는 '기계적 수축'이라고 부릅니다.

기계적 수축이요?

좀 더 알기 쉽게 탈분극, 즉 세포막 내외 이온의 이동을 표현한 그림을 보며 설명해 볼께요.

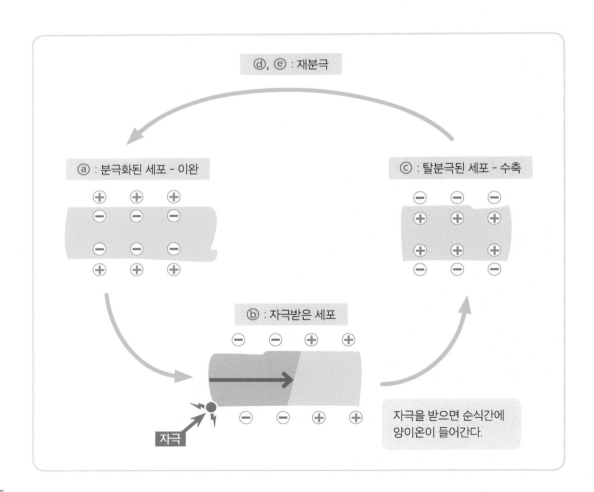

세포 외부에는 양이온, 세포 내부에는 음이온이 보이죠(ⓐ). 자극을 받으면 세포막에 일시적으로 구멍이 크게 생기며 양이온이 세포 안으로 급격히 들어가게 됩니다(ⓑ). 아주 순식간에 일어나는 현상이죠. 이렇게 해서 탈분극이 완성됩니다(ⓒ). 그리고 이런 이온의 이동을 확인하기 위해 세포 안에 아주 작은 전극을 넣고 전위를 측정하면 다음과 같이 나타납니다. 이것을 **활동전위**라고 합니다.

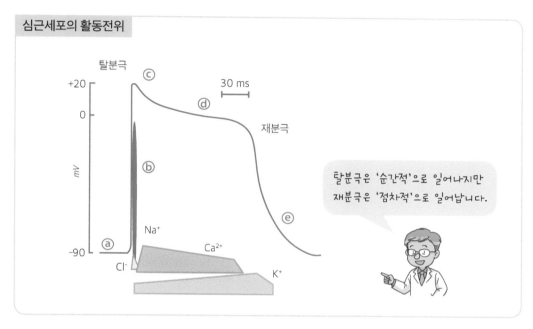

심근세포의 활동전위

탈분극은 '순간적'으로 일어나지만 재분극은 '점차적'으로 일어납니다.

보는 것처럼 세포 내부가 −90 mV 정도로 분극화되어 있다가, 자극을 받으면 양이온이 세포 내로 들어오면서 그래프가 위로 쭉 올라갑니다. 다시 말하면 세포 밖의 양이온 특히 Na 이온이 세포 안으로 물밀 듯이 들어오면서 세포 안이 순간적으로 +20 mV 정도가 되면서 탈분극(depolarization)된 것이에요. Na 이온뿐 아니라 Ca 이온의 세포 내 유입도 탈분극에 역할을 합니다. 탈분극이 일어난 세포는 기계적으로 수축을 일으키게 됩니다.

그러고 나면 끝나나요?

이게 끝이 아니에요. 일단 수축한 심장은 다음 수축을 준비하기 위해 이완이 일어나야 하는데, 그래서 세포 내로 들어왔던 양이온이 다시 세포 밖으로 빠지게 됩니다. 이때에는 주로 K 이온이 세포 밖으로 나가며 세포 안이 다시 마이너스인 분극 상태로 돌아가는 것이지요. 그것이 바로 **재분극(repolarization)**이죠.

아, 그러면 그래프상에서 보면 ⓓ에서 ⓔ에 걸친 선이라고 할 수 있네요~.

네. 맞아요. 세포 안이 음이온 상태에서 Na 이온이 들어가면서 순간적으로 세포 내가 양이온이 됐다가 다시 정상(-90 mV)으로 돌아오는 것을 알 수 있습니다. 탈분극은 굉장히 짧은 시간에 일어나고 재분극은 상당히 오랜 시간이 걸린답니다.

교수님, 설명하신 것을 토대로 표로 이렇게 탈분극 재분극을 정리해 봤습니다.

	분극화	자극	탈분극	재분극
근육세포	이완	수축을 준비	수축	이완 도중
세포 안	⊖	⊖ → ⊕	⊕	⊕ → ⊖
세포 밖	⊕	⊕ → ⊖	⊖	⊖ → ⊕
전위	- 90 mV	- 90 mV → + 20 mV	+ 20 mV	+ 20 mV → - 90 mV
그래프상	ⓐ	ⓑ	ⓒ	ⓓ, ⓔ

훌륭해요. 분극과 탈분극, 재분극 시 양이온과 음이온의 이동을 잘 이해한 것 같군요.

네! 그런데 탈분극을 일으키는 이 자극은 어디에서 시작됩니까?

아주 중요한 질문입니다! 포인트를 잘 짚었어요. 이제 심장과 심전도를 알기 위해 빼놓을 수 없는 중요한 개념을 살펴봐야겠네요.

기억하자 01

- ■ 심장근육의 전기 흐름은 방향성을 갖는다.
- ■ 이완기에는 세포막을 중심으로 외부는 양이온 내부는 음이온을 띠는 분극화가 되어있다.
- ■ 수축기에는 외부의 양이온이 급속히 내부로 들어오는 탈분극이 생긴다.
- ■ 탈분극 이후 세포 내가 천천히 다시 음이온 상태로 돌아가는 재분극이 생기고, 이 전체의 과정이 되풀이된다.

심근세포는 스스로 전기를 만들지 못한다

👨‍🦳 자극을 이해하기 위해 심근세포의 활동전위를 보며 더 얘기해 볼까요? 조금 전에 심장 근육 세포는 이완기에 분극화되어 있다가 어떤 자극을 받는 순간에 세포막에 일시적으로 구멍이 커지며 순식간에 양이온이 들어간다고 했죠.

👩 네.

👨‍🦳 아래 그림은 심근세포 하나를 분리해 한쪽에서는 전기 자극을 하며 활동전위를 기록하는 그림입니다. A에 보이는 대로 외부의 자극이 없으면 심근세포는 스스로 탈분극하지 못하며, 어떠한 전기적 활동도 하지 못한 채 가만히 있습니다. B처럼 심근세포가 한 번 자극을 받으면 자극에 이어 탈분극과 재분극이 한 번 뒤따르고 가만히 있습니다. C에서는 한 번 자극으로 첫 번째 탈분극 재분극이 일어나고 두 번째 자극을 받으면 두 번째 탈분극과 재분극이 일어나는 것을 보여 줍니다. 다시 강조하지만 심방에서든 심실에서든, 수축에 참여하는 심장의 근육세포는 외부에서 공급받는 전기적 자극을 받아야만 탈분극하지 스스로는 전기를 만들어 내지 못합니다.

👩 그럼 스스로 만들어 내지 못한다면 다른 어디에선가 전기를 만들어 준다는 거죠?

👨‍🦳 하하하, 빨리 답을 해달라는 거군요~.

심근세포에서 자극과 활동전위

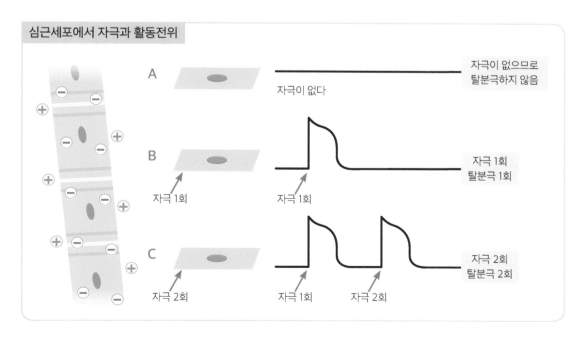

심장의 전기 생성은 동결절에서

한강의 물줄기가 시작되는 발원지가 어디인지 아나요?

네?

한강의 발원지는 검룡소라는 곳입니다. 심장에 대해 설명하다가 한강 이야기를 해서 의아하죠? 이 한강의 검룡소처럼 심장의 전기를 만들어 보내는 중요한 곳이 바로 동결절입니다. 동방결절이라고도 하며 영문으로는 sino-atrial node 혹은 sinus node로 표현합니다. 줄여서 SA node라고 부르기도 하지요.

그렇군요. 신기하네요. 동결절은 심장의 어디에 있나요?

해부학적 위치는 오른쪽 심방의 오른쪽 위쪽에 있습니다. 따라서 심장을 전체로 봤을 때 전기를 만들어 내는 곳은 심장의 가장 우상방에 있고, 전기를 전체 심장으로 공급할 때에는 방향성을 갖게 됩니다. 여기 심장 그림을 한번 보세요. 우심방 우측 상방에 있는 것이 동결절(SA node)입니다. 여기에서 전기적 자극을 전체 심장으로 보내 주는 거죠. 그런데 무질서하게 아무 방향으로나 보내는 게 아니에요.

네…. 강의 흐름에도 일정한 방향이 있듯이 말이죠?

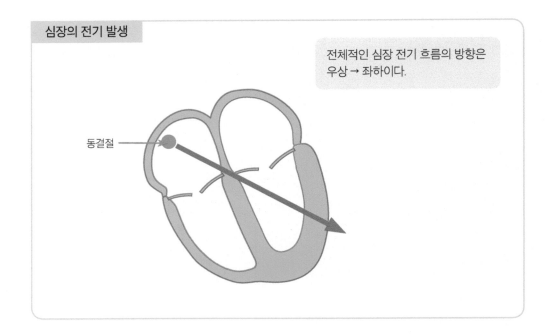

심장의 전기 발생

전체적인 심장 전기 흐름의 방향은 우상 → 좌하이다.

동결절

😎 맞아요. 동결절에서 생성한 전기는 **특정한 방향**으로 전달될 수밖에 없어요. 어느 방향으로 가는지 추측해 볼까요?

👩 아래쪽이요?

😎 정확히 말해 좌측 아래 방향으로 전도됩니다. 동결절이 심장의 가장 우상부에 있고 여기에서 만들어진 전기가 전체 심장으로 전도되니까 갈 수 있는 방향은 당연히 좌측 하부밖에 없겠죠. 이 방향성은 심전도를 보는 기본 원칙이니 꼭 기억하세요.

👩 '심장의 전기 방향은 **우상**에서 **좌하**로 간다', 알겠습니다!

동결절은 어떻게 전기를 만들까?

👩 그런데 동결절 세포에서는 어떻게 전기를 만들 수 있는 거죠?

😎 그렇죠! 이 시점에서는 그걸 궁금해 해야 정상입니다. 두 그래프를 한번 비교해 볼까요? A는 동결절 세포의 탈분극, 재분극, B는 심근세포의 탈분극, 재분극을 나타냅니다. 동그라미 친 부분을 유심히 보세요. 여기서 현저한 차이가 보입니다.

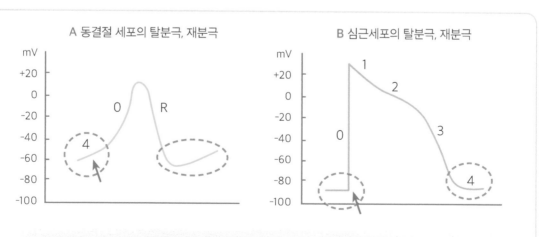

활동전위에서 Phase 0은 탈분극을, 뒤이어 Phase 1, 2, 3은 재분극 과정을 나타내며, Phase 4는 휴식기(이완기)의 막전위를 나타낸다. 동결절은 Phase 4에 서서히 스스로 탈분극하여 전기 발생 능력을 갖게 된다. 이를 동결절 자동능이라 부른다.

양쪽의 화살표 부분에 큰 차이가 있네요? A에서는 곡선이 완만히 위로 향해 움직이는 반면에 B에서는 평평히 있다가 갑자기 위로 치솟는 차이가 있습니다. 또 곡선이 올라갔다 내려온 이후에도 B에서는 평평히 유지가 되는데, A에서는 서서히 올라가는 모양이 다릅니다.

바로 그것이 바로 동결절과 일반 심근세포의 차이입니다. 일반 심근세포(B)는 자극이 있으면 → 탈분극 → 재분극 → 원위치로 돌아옵니다. 재분극 후 자극이 없으면 −90 mV를 계속 유지하는 거죠. 세포 외에 양이온이 있고 세포 내에 음이온이 있어서 이온 차이가 있어도 세포막이 물샐 틈 없이 차단하고 있어서 이온이 이동을 못해서죠. 그런데 동결절 세포(A)는 다른 모습을 보입니다. 천천히 탈분극 → 재분극 후, 자극이 없어도 세포막에 성글게 열려 있는 구멍을 통해 탈분극이 서서히 스스로 일어납니다. 즉, 어떠한 자극이 없음에도 불구하고 세포 외의 양이온이 세포 내로 천천히 이동해 탈분극 방향으로 전위가 움직인다는 것이에요.

흥미롭네요! 그러면 본질적으로 동결절 세포는 전기적 성질이 다른 건가요?

그렇습니다. 보통 심근세포는 세포막이 단단하게 차단되어 있어서 양이온과 음이온이 외부의 자극 없이는 이동을 할 수가 없어 스스로 전기를 만들어 내지 못하지만, 이에 비해 동결절 세포는 구멍이 휴식기에도 약간은 열려 있어서 세포막 외부의 양이온이 자극 없이도 스스로 내부로 침투할 수 있죠. 이렇게 전기 자극을 생성하는 것입니다.

동결절의 자동능이 심박수를 결정한다

그럼 동결절이 전기를 만들 때 그 속도는 어떻게 결정되나요?

이제야 조금씩 심장의 전기생리를 알아가는군요. 심장이 뛸 때를 생각해보세요. 항상 똑같은 속도로 뛰나요?

아니요. 운동할 때는 더 빨리 뛰고, 카페인이 든 음료를 섭취했을 때나 흥분했을 때에도 빨라지고요.

그렇죠. 동결절이 교감신경의 자극을 받아서 전기를 빨리 만들면 심장이 빨리 뛰게 됩니다. 운동을 하거나 흥분을 해서 교감신경이 자극되면 동결절세포 세포막의 양이온 투과성이 강해지게 됩니다. 안정 시와 교감신경 자극 시 보이는 아래의 활동전위 그래프를 보며 설명해 보죠.

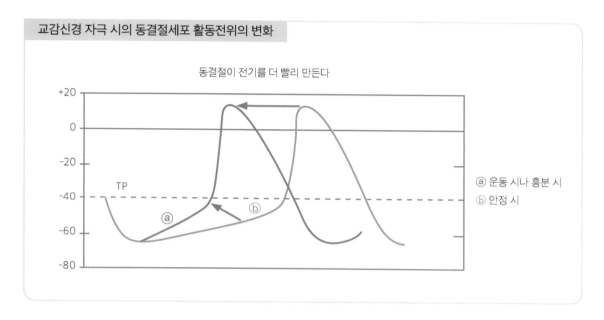

교감신경 자극 시의 동결절세포 활동전위의 변화

동결절이 전기를 더 빨리 만든다

ⓐ 운동 시나 흥분 시
ⓑ 안정 시

동결절이 본격적으로 탈분극을 시작하기 직전 시점이 Phase 4인데, 이 시점에서 천천히 스스로 탈분극(slow spontaneous depolarization)하는 정도가 전기를 만들어 내는 역량을 표현합니다. 이때 경사도(slope)의 정도에 따라 전기가 빨리 만들어지기도, 늦게 만들어지기도 합니다.

ⓐ는 경사가 급하고 ⓑ는 완만하네요.

그렇죠? ⓐ는 ⓑ에 비해 경사가 급해 문턱 전위(threshold potential, TP)에 더 일찍 도달하고, 문턱을 넘는 순간 더 많은 양이온이 세포 내로 들어와 탈분극을 완성하게 됩니다. 그러나 문턱을 넘지 못하면 아예 탈분극을 완성시키지 못하는, 전부 아니면 전무(all or none)의 현상을 보입니다. 동결절에는 교감신경 혹은 부교감신경이 많이 분포되어 있어요. 그래서 교감신경 흥분, 즉 긴장이나 분노 같은 감정적 자극 혹은 운동 같은 신체적 자극을 받으면 교감신경을 자극하여 동결절의 세포막에 양이온이 침투해서 들어올 수 있는 힘을 좀 더 강화시켜 준다는 것이죠. 동결절 세포의 외부에 있던 양이온이 좀 더 빨리 들어오는 것입니다. 반면에 부교감신경을 자극했을 때는, 다음과 같은 그래프가 만들어집니다.

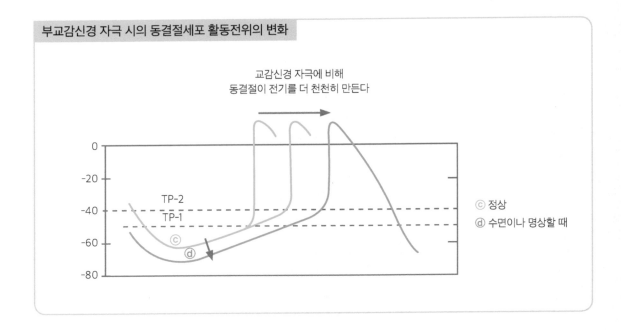

부교감신경 자극 시의 동결절세포 활동전위의 변화

🧑‍🦳 부교감신경이 자극받으면 이전 그림과는 반대로 Phase 4에 동결절세포의 천천히 스스로 탈분극하는 정도가 약해져 경사가 더 완만해지고 문턱 전위에 도달하는 시간이 늦어집니다. 그뿐 아니라 휴식기 전위(resting potential)가 더 아래로 내려가 문턱 전위에 도달하는 시간은 더욱 더 늘어나게 되는 것이고, 그 결과 동결절은 전기를 훨씬 더 천천히 만들게 되어 심장의 박동은 늦어집니다. 그렇다면 부교감신경이 자극 받는 때는 언제일까요?

👩 잠잘 때 아닌가요?

🧑‍🦳 맞아요. 명상할 때도 잠잘 때와 마찬가지로 부교감 신경이 자극을 받아요. 이때는 동결절의 활동전위가 ⓒ에서 ⓓ로 바뀌어 동결절이 전기를 더 천천히 만들어 내 편안해지면서 잠을 잘 수가 있는 것입니다. 잠자려고 하는데 심장박동이 120번씩 뛰어서는 잠이 오질 않겠죠?

👩 하하, 운동한 뒤 바로 자려면 잠이 오질 않죠.

🧑‍🦳 그래서 간단하게 보면 다음 그래프가 되겠네요.

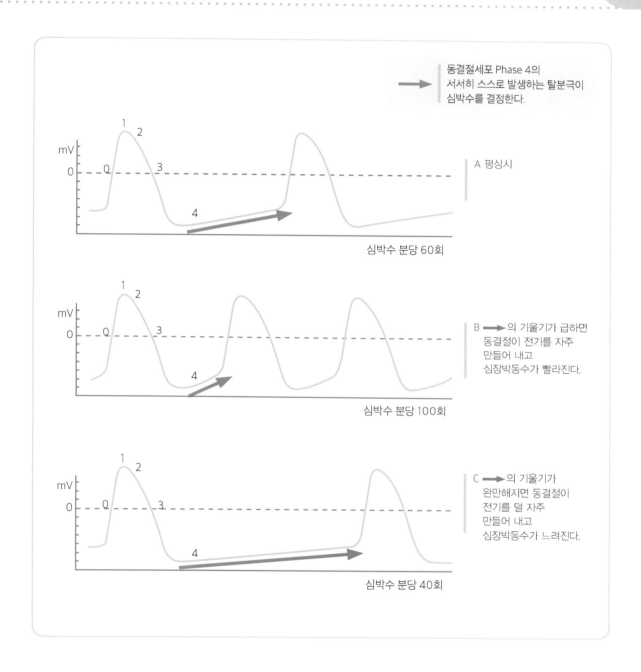

동결절세포 Phase 4의
서서히 스스로 발생하는 탈분극이
심박수를 결정한다.

A 평상시

심박수 분당 60회

B의 기울기가 급하면
동결절이 전기를 자주
만들어 내고
심장박동수가 빨라진다.

심박수 분당 100회

C의 기울기가
완만해지면 동결절이
전기를 덜 자주
만들어 내고
심장박동수가 느려진다.

심박수 분당 40회

A를 동결절이 분당 60회로 전기를 생성하는 평상시 상황이라고 보고, 교감신경의 자극을 받아 기울기가 급해진 B는 단위 시간으로 보면 동결절이 전기를 더 자주 만들어 내고 결과적으로 심장박동수가 빨라지는 것입니다. 또한 부교감신경의 자극을 받으면 이 기울기가 상대적으로 완만해져 전기를 덜 자주 만들어 내고 심장박동수가 느려집니다(C).

이런 속도의 차이를 만드는 곳이 동결절이죠. 그래서 우리는 동결절을 pacemaker라고 부릅니다.

Pacemaker라면 마라톤에서 쓰는 용어 같은데요?

맞아요. 마라톤에서 기록을 좋게 하기 위해 pacemaker를 활용한다는 걸 알고 있죠? Pacemaker 선수가 빨리 뛰면 모든 선수가 빨리 뛸 수 밖에 없고 천천히 가면 전체적 속도도 느려지죠. 심장에서 이런 역할을 하는 것이 바로 동결절이에요. 그리고 동결절의 Phase 4의 slow spontaneous depolarization 정도가 이 역할을 하게 되는 것입니다.

전기를 만들어 심장에 공급할 뿐 아니라 심장박동 횟수를 조절하기까지 하니, 동결절은 심장에서 정말 중요한 역할을 하는군요!

그래요. 이렇게 동결절에서 적절한 횟수로 전기를 생성하고 전체 심장에 공급해 심장 박동을 주도하는 정상적인 현상을 동율동이라고 부릅니다. 영문 용어로는 regular sinus rhythm으로 줄여서 RSR이라고 부르죠.

기억하자 02

- 심장의 전기 공급원은 동결절이고 동결절세포는 Phase 4에 slow spontaneous depolarization함으로써 자동능을 갖는다.
- Slow spontaneous depolarization의 정도로 심박수가 결정된다.

퀴즈를 하나 내겠어요~.

옆에 그림에서
동결절이 전기를 만드는
시점은 어디일까요?

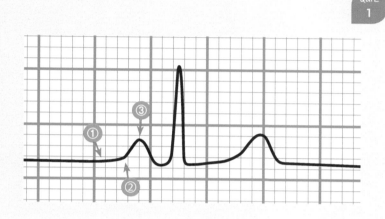

 음···. 심전도의 전체 파형에서 가장 먼저 보이니까, 3번 아닌가요?

흔히 그렇게 생각하지만 아닙니다. 답은 I번이에요. 동결절에서 만드는
전기는 미약하기 때문에 심전도상에 파형으로 나타나지 않아요. 도식
으로 표현하면 이렇습니다.

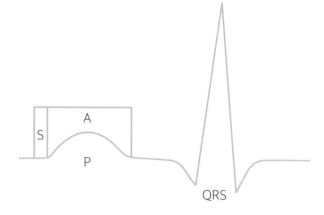

동결절이 전기를 만들어 내는 시점은 P파가 나오기 전(s)이라는 것을
명심하세요~

Chapter
02

심전도의 이해

Chapter **02**

심전도의 이해

알아봅시다

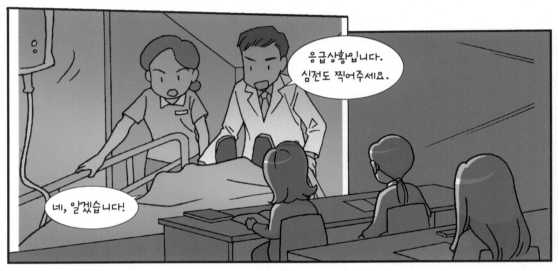

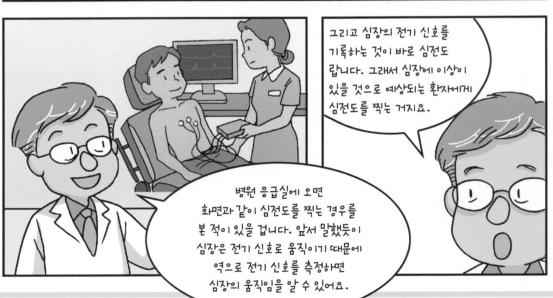

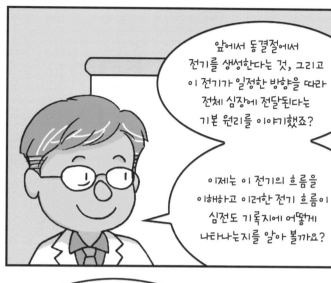

앞에서 동결절에서 전기를 생성한다는 것, 그리고 이 전기가 일정한 방향을 따라 전체 심장에 전달된다는 기본 원리를 이야기했죠?

이제는 이 전기의 흐름을 이해하고 이러한 전기 흐름이 심전도 기록지에 어떻게 나타나는지를 알아 볼까요?

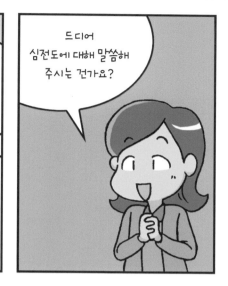

드디어 심전도에 대해 말씀해 주시는 건가요?

그래요, 본격적으로 심전도 (electrocardiogram: ECG)에 대해 설명할 겁니다. 심전도는 심장질환 진단에 청진기와 더불어 가장 오래된 역사를 갖고 있는 중요한 방법이랍니다. 그런데 이 혁신적인 기계가 고안된 지는 120년이나 됐습니다. 1900년 전후에 아인트호번(Einthoven)이 발명했죠.

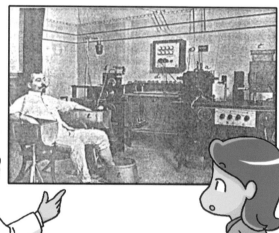

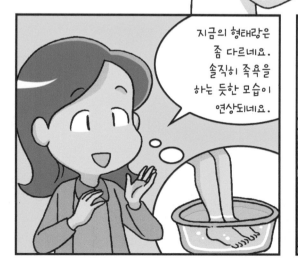

지금의 형태랑은 좀 다르네요. 솔직히 족욕을 하는 듯한 모습이 연상되네요.

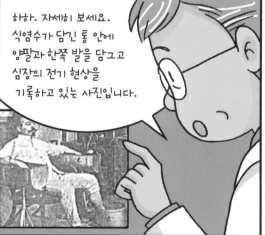

하하. 자세히 보세요. 식염수가 담긴 통 안에 양팔과 한쪽 발을 담그고 심장의 전기 현상을 기록하고 있는 사진입니다.

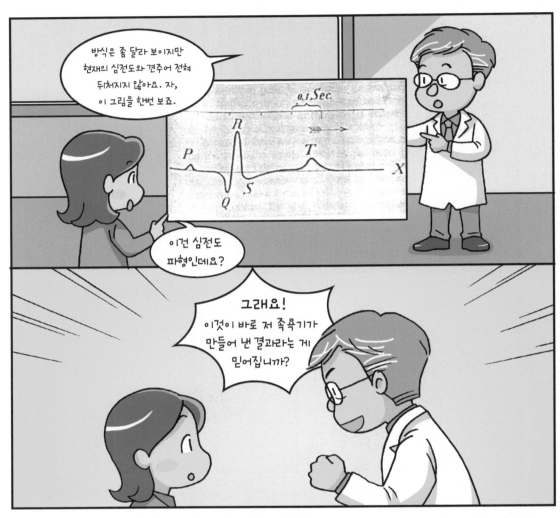

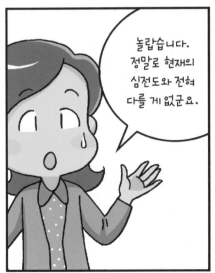

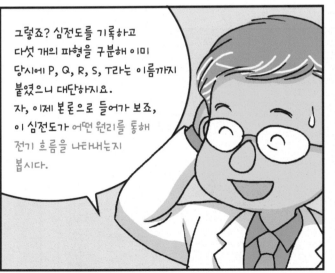

아인트호벤과의 약속

앞에서 말한 기본 지식을 갖고 다시 한번 설명한 후 심전도의 기록에 대해 설명해 보도록 할께요.

네.

심실 · 심방의 근육세포는 다발(bundle)로 되어 있습니다. 다발로 되어 있다는 것은 기계적으로 수축할 때에도 효율성이 있다는 것을 뜻하고, 전기적인 면에서 볼 때에도 무질서한 것이 아니라 방향성이 있겠죠?

네.

그리고 그림에서 보면 세포들이 연결되어 있고 동결절에서 받은 전기는 일정한 방향성을 가지고 흘러간다는 것을 알 수 있습니다. 심전도를 처음으로 발명한 사람은 누구라고 했죠?

아인트호벤입니다.

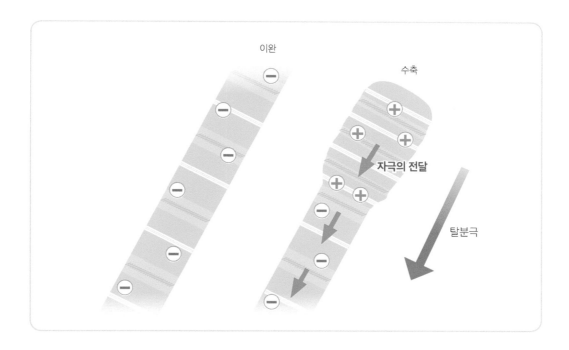

그래요. 심전도를 처음으로 발명한 사람이 아인트호벤이에요. 다음은 아인트호벤이 만든 심전도의 원칙입니다.

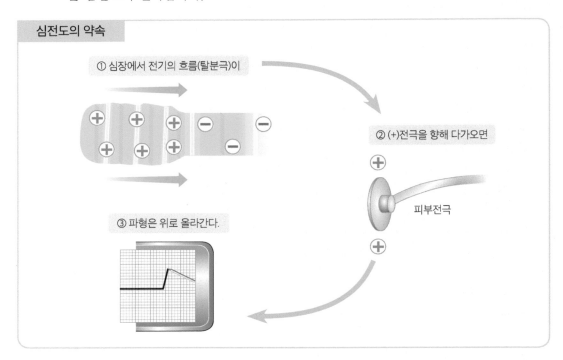

심전도의 약속

① 심장에서 전기의 흐름(탈분극)이

② (+)전극을 향해 다가오면

피부전극

③ 파형은 위로 올라간다.

아인트호벤이 심전도를 처음 발명하며 약속한 것이 하나 있어요. '심장의 전기 흐름, 즉 탈분극의 방향이 심전도검사 시 몸에 붙이는 (+)전극을 향해 오게 되면 파형은 위로 올라간다' 는 것입니다. 심장에서 전기를 형성하는 곳이 동결절이고 이곳의 위치가 심장의 가장 우상방에 있으며, 여기에서 발생한 전기가 전체 심장으로 흘러갈 때에는 좌하방을 향한다는 것을 잊지는 않았겠지요? 심전도를 검사할 때는 몸에 여러 개의 전극을 부착하고 검사하게 됩니다. 여러 개의 전극 중에서 어떤 것은 (+)전극이고 어떤 것은 (−)전극입니다. 만일 어떤 (+)전극이 심장의 전기 흐름의 방향을 마주보는 위치, 즉 좌하방에 있다면 전기의 흐름은 이 전극을 향해 오게 되며 따라서 파형은 위로 올라가게 되는 겁니다. 아직 잘 이해가 되지는 않겠지만 뒤에 다시 자세한 설명이 나오니 실망하지는 마세요.

기억하자 03

■ 심장의 전기 흐름은 방향과 힘을 갖고 있다.

■ 전기가(탈분극이) (+)전극을 향해 올 때 심전도에는 상향파가 그려진다.

심전도의 구성

아인트호벤은 당초 세 개의 심전도 유도(lead)를 발명하였지만 후대의 과학자들은 아홉 개의 유도를 추가로 발명했답니다. 현재 사용되는 심전도 유도는 팔과 다리의 전극으로 기록하는 **사지유도**(limb lead) Ⅰ, Ⅱ, Ⅲ, aVR, aVL, aVF의 6유도와 주로 왼편 가슴에 붙이는 전극으로 기록하는 **흉부유도**(혹은 전흉부유도로 부르기도 함. precordial lead, chest lead) V1, V2, V3, V4, V5, V6의 6유도를 합해 열두 개의 유도를 사용합니다. 이를 **표준 12유도 심전도**라고 부릅니다. 그러면 심전도를 기록할 때에는 몇 개의 전극을 몸에 부착할까요?

열두 개의 유도가 있으니까, 열두 개요?

그렇게 생각하기 쉽죠. 하지만 열 개의 전극만 붙입니다.

그렇군요! 그럼 심전도 유도의 수와 몸에 부착하는 전극의 수는 1:1의 관계가 아니라는 건가요?

그렇죠. 흉부유도는 여섯 개의 전극을 붙이지만 사지에는 네 개의 전극만 붙여서 총 열 개가 되는 거예요.

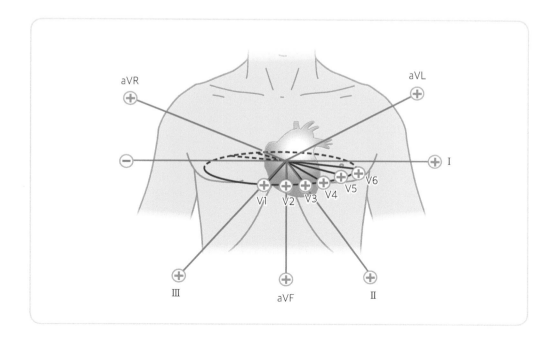

표준 12유도 심전도

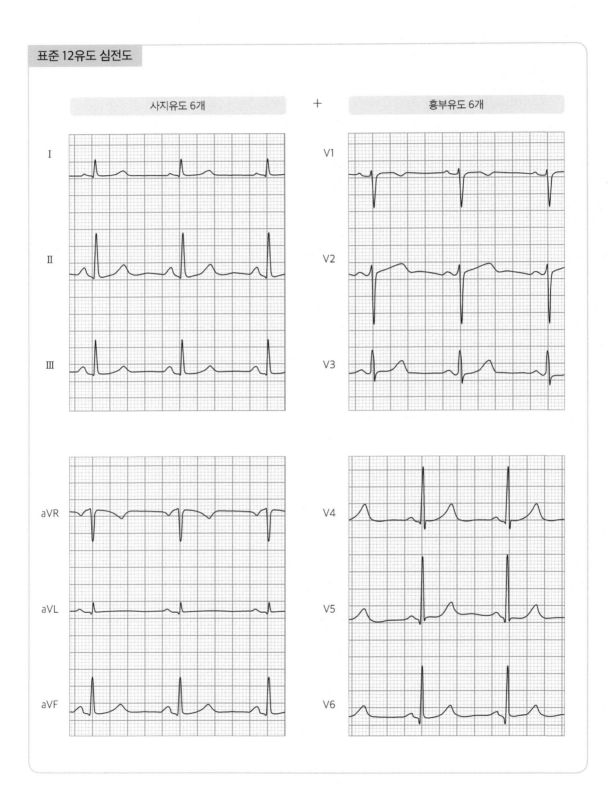

사지유도 6개   +   흉부유도 6개

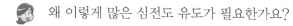 왜 이렇게 많은 심전도 유도가 필요한가요?

심전도가 처음 발명되었을 당시에는 Ⅰ, Ⅱ, Ⅲ의 세 가지 유도만으로 공부해서 지금보다는 쉬웠겠지요? 이미 우리가 잘 알고 있듯이 심전도는 심장의 전기 흐름의 방향과 힘을 이해해 질환의 진단에 이용하는 것이죠. 아인트호벤이 발명한 세 유도는 심장을 정면에서 보았을 때 전기 흐름을 팔다리 세 군데에서 관찰하는 것인데, 후세의 의사들은 좀 더 자세한 것을 알고 싶어했고 그래서 세 개를 더 추가해 여섯 개의 사지유도를 사용하게 된 것입니다. 사지유도 여섯 개는 심장 전기 흐름을 정면에서 관찰하는 것인데, 의사들은 곧 이것만으로도 부족하다고 생각하게 되었어요. 만일 심장이 평면적인 2차원 구조라면 사지유도만으로도 충분했겠지요. 그러나 심장은 공간을 가진 3차원적 구조이므로 정면뿐 아니라 측면에서도 관찰이 필요했던 것입니다. 그래서 흉부유도가 개발되어 사용되고 있는 것이랍니다. 뒤에 또 설명할 기회가 있으니 여기서는 이만하고 넘어가겠습니다.

아인트호벤이 심전도를 발명할 당시에는 오른팔 왼팔 왼발 셋만을 사용했는데 왜 현재에는 오른발까지 사용하나요?

오른발의 전극은 심전도를 기록하는 데에 직접 사용되지 않고 기계적 목적, 즉 전기 간섭을 제거하기 위한 용도로 사용됩니다. 아인트호벤 당시에도 전기 간섭을 제거할 필요가 있었지만 지금과는 다른 방식을 사용해 오른발의 전극이 필요하지 않았습니다. 요즘의 심전도기록기에는 오른발의 전극을 떼어도 심전도는 기록됩니다.

아인트호벤의 삼각형과 Ⅰ, Ⅱ, Ⅲ유도

우선 아인트호벤 삼각형을 보면서 Ⅰ, Ⅱ, Ⅲ유도에 대한 이야기부터 시작해 볼까요? 아인트호벤은 심장이 왼쪽에 있기 때문에 심장에 가까운 가슴에 붙이는 것도 생각했지만, 우리 몸은 전도체이므로 굳이 가슴에 붙이지 않고 팔다리, 즉 오른팔, 왼팔, 왼다리, 이렇게 세 곳을 이용하는 유도를 고안했습니다. 이를 아인트호벤의 삼각형이라고 부릅니다. 이 내용을 꼭 이해해야 합니다. 그리 어렵지도 않아요.

아인트호벤은 다음과 같이 결정했어요. 즉 Ⅰ유도는 오른팔과 왼팔 사이에서 기록하며 왼팔을 ⊕로, Ⅱ유도는 오른팔과 왼발 사이에서 기록하며 왼발을 ⊕로, Ⅲ유도는 왼팔과 왼발 사이에서 기록하며 왼발을 ⊕로 설정했고 우리는 이 약속을 따라야 합니다.

아인트호벤의 삼각형

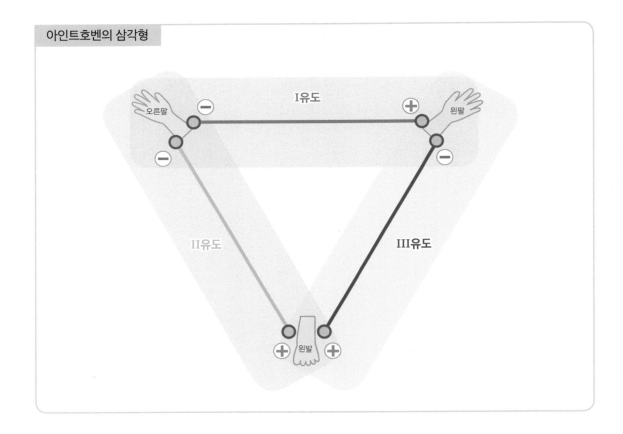

네…. 복잡한데요. 그런데 Ⅰ유도는 오른팔과 왼팔 사이에서 기록하며 왼팔이 ⊕인데 저라면 오른팔을 ⊕로 결정했을 것 같아요. 혹시 아인트호벤이 왼손잡이라서 왼팔을 ⊕로 결정한 것 아닐까요?

하하. 글쎄요. 그건 모르겠지만 이상한 점이 하나 있어요. Ⅰ유도에서 왼팔이 ⊕인데 Ⅲ유도에서는 왼팔이 ⊖, 왼발이 ⊕로 바뀌게 되죠. 이런 식이라면 Ⅱ유도에서 왼발이 ⊖가 되고 오른팔이 ⊕가 되어야 조화롭기도 하고 기억하기도 좋을텐데, 유독 왼발은 Ⅱ유도에서든 Ⅲ유도에서든 ⊕로 작용하지요?

아, 정말 그렇네요? 세 부분을 모두 마이너스(⊖) → 플러스(⊕) → 마이너스(⊖) → 플러스(⊕)로 교대로 정했다면 더 공부하기 편했을 텐데… 뭔가 실수가 있었던 건가요?

아니죠. 사실 이렇게 설정한 데는 심장 전기 흐름의 방향과 관련된 중요한 이유가 있어요. 다음의 심장 그림을 한번 보세요.

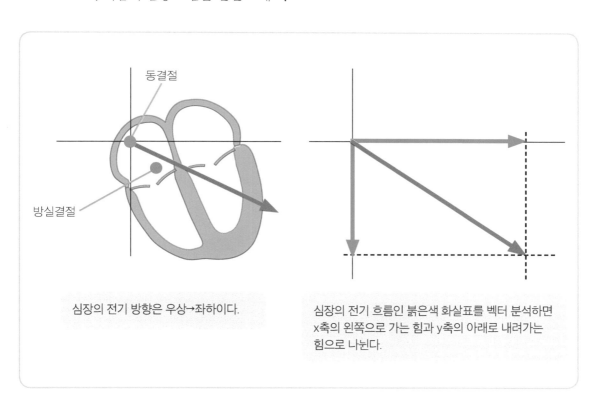

심장의 전기 방향은 우상→좌하이다.

심장의 전기 흐름인 붉은색 화살표를 벡터 분석하면 x축의 왼쪽으로 가는 힘과 y축의 아래로 내려가는 힘으로 나뉜다.

동결절이 어디에 있다고 했죠?

심장의 가장 위 오른쪽이요.

맞아요. 중요한 것은 이렇게 동결절의 위치가 우상에 있기 때문에 심장 전기의 흐름이 좌하를 향한다는 것이죠. 그리고 이 전기 흐름의 방향을 오른쪽 그래프처럼 벡터 분석하면. 왼쪽으로 가는 힘과 아래쪽으로 가는 힘으로 나뉘게 됩니다.

네….

그래서 아인트호벤은 왼쪽으로 가는 힘과 아래쪽으로 가는 힘을 각각 플러스로 설정한 거예요. 그리고 왼쪽으로 가는 힘을 Ⅰ유도, 아래로 내려가는 힘은 Ⅱ유도, Ⅲ유도로 한 거죠. 설명을 정리한 다음 페이지의 그림을 보면 이해가 더 쉬울 것 같군요.

네, 역시 그림을 보며 설명을 들으니 쉽게 이해가 가네요. 아~그래서 Ⅰ유도에서는 왼팔이 ⊕, Ⅱ, Ⅲ유도에서는 왼쪽 다리가 ⊕인 거군요!!

맞아요. 아인트호벤 삼각형에서는 전기의 흐름이 오른팔부터 시계 방향으로 플러스(⊕) → 마이너스(⊖) → 플러스(⊕) → 플러스(⊕) → 마이너스(⊖)인 거죠. 그러는 한편, 심전도상에서 기록 시 유도에서 플러스가 나오면 심전도에 상향파를 그리기로 했죠.

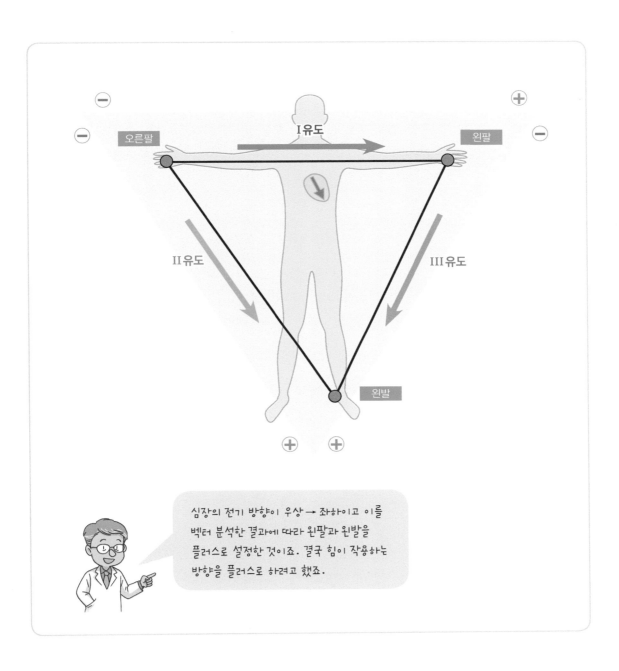

심장의 전기 방향이 우상 → 좌하이고 이를
벡터 분석한 결과에 따라 왼팔과 왼발을
플러스로 설정한 것이죠. 결국 힘이 작용하는
방향을 플러스로 하려고 했죠.

기억하자 04

◼ 심장의 전기 흐름은 심방, 심실 모두에서 우상 → 좌하를 향한다.

◼ Ⅰ유도에서는 왼팔이 ⊕이고, Ⅱ, Ⅲ유도에서는 왼발이 ⊕이다.

심전도 기록지

심전도 기록지에는 표준 12유도 심전도가 모두 기록되어야 합니다. 그러므로 어느 한 유도도 길게 기록하지 못하므로 부정맥을 충분히 관찰하기에는 모자라겠지요. 따라서 12유도를 기록한 심전도 기록지의 하단에는 한 유도(Ⅱ)만을 길게 기록해 부정맥을 진단하는 데 도움을 준답니다.

왜 여러 심전도 유도 중에서 하필이면 Ⅱ유도를 기록하나요?

12개의 심전도 표준유도 중에서 심장의 전기 흐름과 같은 방향을 반영하고 P QRS파가 모두 상향이고 잘 보이므로 Ⅱ유도가 가장 적합하지요.

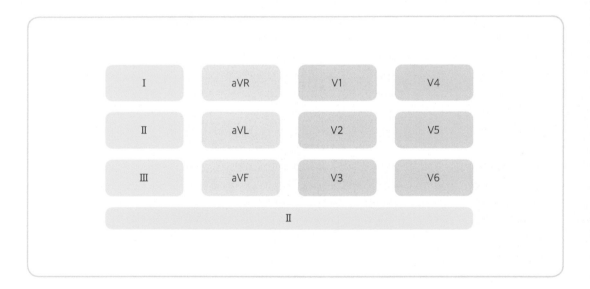

심박수 계산은 이렇게

🧑 이제부터는 좀 더 자세히 심전도 기록법을 살펴보도록 하죠. 심전도 기록에서 가장 중요한 약속이 무엇인지 기억하나요?

👩 (+)전극을 향해 전기, 즉 탈분극이 다가오면 심전도의 그래프가 상향을 그린다는 것인가요?

🧑 맞아요. 이것은 아인트호벤이 정한 하나의 약속이죠. 심전도를 기록하는 원칙이나 방식은 아인트호벤이 발명할 당시와 크게 달라진 것이 없어요. 굳이 달라진 것이 있다면 현재는 모눈종이를 기록지로 쓰고 있다는 것뿐이죠.

👩 모눈종이 기록지는 심전도를 판독하는 데 어떤 도움을 주나요?

🧑 그 이야기를 하려던 참입니다. 심전도 기록지는 **1초당 2.5 cm**의 속도로 출력되도록 되어 있습니다. 그럼, 심전도 기록지에서 2.5 cm마다 심장의 박동이 한 번씩 기록되어 나오는 사람의 심박동수는 1분에 몇 회나 되는지 계산해 볼까요?

👩 60회입니다.

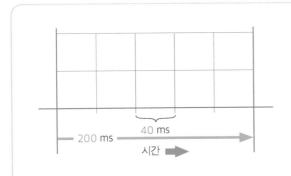

심전도 기록 속도는 2.5 cm/sec
(2.5 cm = 1,000 ms)
모눈종이 큰 눈금(5 mm)은 200 ms
모눈종이 작은 눈금(1 mm)은 40 ms

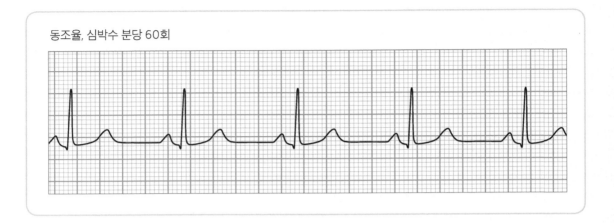

동조율, 심박수 분당 60회

맞습니다. 이것을 심전도로 확인해 볼까요? 이 심전도에서 보면 심실의 박동을 나타내는 QRS파가 2.5 cm 간격으로 나타나고 있으므로 심박동수는 분당 60이 맞습니다. 만일 QRS파가 1.5 cm 간격으로 나타난다면 심박동수는 얼마나 될까요?

글쎄요…. 갑자기 잘 생각이 나지 않습니다.

어려울 것 없어요. 2.5 cm가 1초이니 1.5 cm는 몇 초에 해당하는지 알면 답이 나오겠지요. 심전도 기록지의 큰 눈금은 5 mm이고 작은 눈금은 1 mm입니다. 2.5 cm가 1초니까 큰 눈금과 작은 눈금은 각각 몇 ms가 되지요?

25 mm가 1초(1,000 ms)니까 큰 눈금 5 mm는 200 ms, 작은 눈금 1 mm는 40 ms가 되는군요.

그래요! 산수를 잘하는군요.

그렇다면 다시 문제로 돌아가서 QRS파가 1.5 cm 간격으로 나타난다면 큰 눈금 세 개, 즉 600 ms에 해당합니다. 심박수는 1분에 심장이 몇 번 박동하는지 계산하는 것이므로 1분, 60초(60,000 ms)를 600 ms로 나누면 분당 100회가 계산되어 나옵니다. 쉽지요? 문제를 하나만 더 풀어 볼까요? QRS파가 1.0 cm 간격으로 나타난다면 심박수는 얼마가 될까요?

1.0 cm는 큰 눈금 두 개로 400 ms에 해당하고 1분, 60초(60,000 ms)를 400 ms로 나누면… 와! 150이 나오는데요?

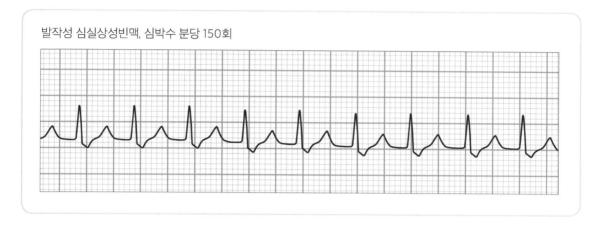

발작성 심실상성빈맥, 심박수 분당 150회

그렇습니다. 이 환자는 심박동수가 1분에 150회나 되니 얼마나 가슴이 두근거리며 불편할까요?

….

매번 심박수를 측정하기 위해 계산을 되풀이하기가 쉽지 않지요. 그래서 알기 쉽게 이렇게 환산을 해놓은 그림이 있으니 이를 기억하고 있으면 쉽게 심박수를 알 수 있습니다. 300, 150, 100, 75, 60, 50 이 숫자들을 꼭 기억해 두세요.

300, 150, 100, 75, 60, 50, 외우기도 어렵지 않네요.

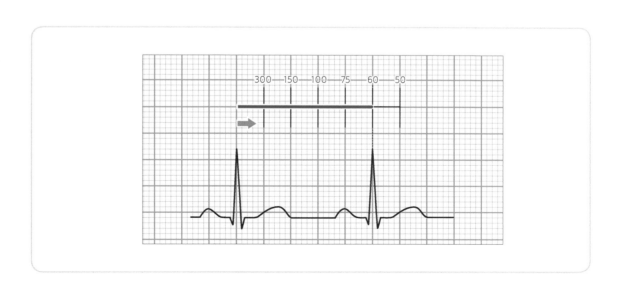

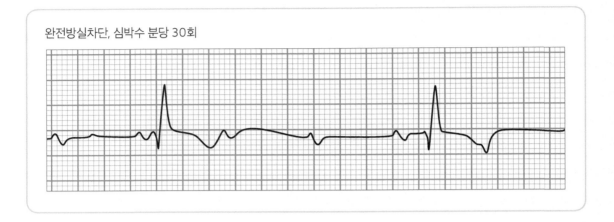

완전방실차단, 심박수 분당 30회

🧑‍🦰 좋아요. 다른 문제를 풀어 볼까요? 이 환자의 심박수는 얼마나 되어 보이나요?

👩 300, 150, 100, 75, 60, 50까지 세었는데, 이것만으로는 해결이 되지 않는데요?

🧑‍🦰 그렇지요. 그러나 당황할 필요는 없어요. 어차피 심박수를 측정하는 것은 심전도 기록지가 1초(1,000 ms)에 2.5 cm의 속도로 기록된다는 사실에 근거를 두고 있으니까요. 좀 힌트가 되었나요?

👩 아! 이 심전도에서 QRS 사이의 간격이 큰 눈금 10칸에 해당하니, 2초에 한 번 심장이 박동하는군요. 그렇다면 1분, 60초에는 30번 박동합니다.

🧑‍🦰 좋습니다. 이제는 심박동수가 빠르건 늦건 정확히 측정할 수 있게 되었습니다. 다른 쉬운 방법도 알려 드릴께요. QRS와 다음 QRS까지의 간격을 5 mm 눈금으로 몇 개가 되는가를 계산해 n으로 놓고 300을 n으로 나누면 심박수가 나옵니다. 방금 전 심전도의 QRS 간격이 큰 눈금 10개이니 n은 10이고 300을 10으로 나누면 바로 30이 나오지요. 잊지 마세요. 이것이 가능한 것은 심전도 기록지가 1초에 2.5 cm의 속도로 기록되기 때문입니다.

심전도의 파형과 여러 간격

전형적인 심전도는 다음과 같은 모양을 갖추고 있습니다. 아인트호벤이 이미 100년도 더 전에 다섯 개의 서로 다른 심전도의 파형을 확인하고 이름을 붙였다고 설명했죠. 무엇인지 기억이 나나요?

네. P, Q, R, S, T입니다.

맞아요. 이제부터 각 파형이 무엇인지 한번 공부해 볼까요.

우선 심전도에서 가장 먼저 나타나는 작은 언덕 같은 모양의 파형이 P파로, 심방의 탈분극을 나타냅니다. 가장 키가 크고 뾰족해서 잘 보이는 QRS파는 심실의 탈분극을 나타냅니다. 그 다음에 나타나는 커다란 언덕같이 생긴 T파는 심실이 흥분성을 회복해 가는 재분극파를 의미합니다.

P파와 T파는 한 글자인데 QRS파는 왜 세 글자나 사용하나요? 무슨 이유가 있는지요?

심실의 탈분극파는 모양이 단순하지 않아요. 뾰족하게 위로 올라가는 파형을 R파라고 하고 R파 전에 밑으로 내려가는 파형을 Q파라고 하며, R파 다음에 내려가는 파형은 S파라고 명명을 합니다. 그래서 QRS파를 QRS군(QRS complex)이라고도 부릅니다. 좀 복잡하죠?

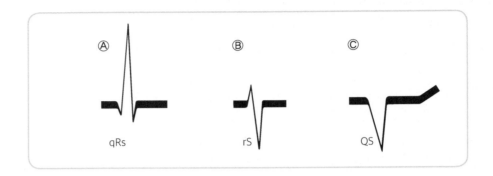

심실의 탈분극은 항상 QRS의 3파형을 갖나요?

꼭 그렇지는 않아요. 파형에 따라 QRS파라고 부르지 않는 경우도 있답니다. 위의 그림 ⑧와 같이 q파 없이 올라가는 r파와 다음에 내려가는 S파로 구성되는 rS파, ⓒ와 같이 아예 올라가는 R파는 없이 내려가는 Q파와 S파를 구별하기 어려운 경우에 기술하는 QS파 등도 있어요.

파형과 명명법을 알았으니 이제는 심전도를 볼 때 측정하게 되는 몇 가지 간격에 대해 공부해 볼까요? 우선 PR 간격을 알아 보겠습니다.

PR 간격이요?

PR 간격은 심전도에서 P파의 시작점으로부터 QRS파가 시작하는 시점까지의 간격을 말합니다.

무슨 의미가 있나요?

P파는 심방의 탈분극을, QRS파는 심실의 탈분극을 의미한다는 것은 기억하지요? 따라서 PR 간격은 전기가 심방에서 심실에 도달할 때까지의 시간입니다. 즉 동결절에서 만든 전기가 심방에 도달하며 P파가 나오기 시작해, 모든 심방을 흥분시키고 심방에서 심실로 연결되는 자극전도계를 통하고 결국 심실에 도달할 때까지의 시간을 나타내는 간격입니다. 임상적으로는 방실전도계를 통과하는 데 걸리는 시간으로 이해하면 됩니다.

네…. 그러면 그 시간은 얼마 정도 되나요?

정상인의 경우 동결절에서 나온 전기가 심방을 거쳐 심실까지 전기가 도달하는 시간은 200 ms입니다. 즉 심전도 기록지의 5 mm 큰 눈금 한 개가 되는 겁니다. 만일 PR 간격이 300 ms라면 문제가 있다고 판단할 수 있는 근거가 되는 거죠. 심방에서 심실까지 가는 데 전기의 흐름이 더딘 전도장애를 의미합니다. 그리고 또 하나 중요한 간격이 있는데, 이것을 QT 간격이라고 합니다. QT 간격은 QRS파의 시작으로부터 T파의 종료점까지로 정의합니다.

이것은 무슨 의미가 있고, 정상인의 QT 간격은 얼마나 되나요?

나중에 '심실의 흥분성 회복'에서 자세히 나오므로 간단히 설명하면 QT 간격은 재분극에 걸리는 시간을 의미합니다. QT 간격은 심박수의 영향을 많이 받아요. 심박수가 빠르면 QT 간격이 짧아지고 반대로 심박수가 늦어지면 QT 간격이 길어지므로 얼마라고 말하기는 어렵습니다. 하지만 보통 RR 간격, 즉 QRS파와 다음 QRS파 간격의 절반 정도를 넘지 않습니다. 평균 400 ms에서 440 ms 정도 즉 큰 눈금 두 개 이내라고 기억하면 좋겠습니다. 또 T파의 종료점은 그리 명확하지도 않아 측정이 좀 어렵기도 합니다.

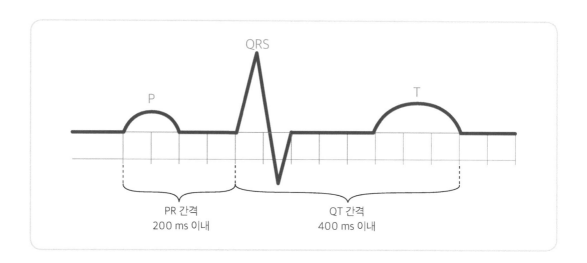

기억하자 05

■ PR 간격은 방실전도계의 전도 시간으로 200 ms 이내이다.
■ QT 간격은 심실의 재분극에 걸리는 시간으로 400 ms 이내이다.

사지단극유도 aVR, aVL, aVF는?

아인트호벤의 삼각형이 기억나나요? 오른팔과 왼팔, 왼발과 오른팔, 왼발과 왼팔, 이렇게 신체의 두 지점을 각각 서로 다른 전극으로 두고 유도를 형성하는 양극유도 (bipolar lead) 방식인 Ⅰ, Ⅱ, Ⅲ유도에 대해 앞에서 이야기했죠?

네!

Ⅰ, Ⅱ, Ⅲ유도에서 어느 쪽을 플러스(⊕)로 설정했는지 말해 볼까요?

전기의 흐름이 향하는 좌하 방향을 ⊕로 정했기 때문에, Ⅰ유도에서는 왼팔, Ⅱ유도에서는 왼쪽 다리, Ⅲ유도에서도 왼쪽 다리를 ⊕로 설정했다고 말씀하셨죠!

맞아요. 그런데 나중에 추가 발명된 심전도 유도에서는 이 방식이 약간 불편하다고 생각해서, 편리하게 전극을 붙이는 쪽을 ⊕로 설정하기로 했답니다.

마이너스를 생각하지 않아도 되니 확실히 기억하기 쉽겠네요!

그렇죠. 아인트호벤의 Ⅰ, Ⅱ, Ⅲ유도에서는 신체의 두 지점 중 하나는 ⊕, 하나는 마이너스(⊖)로 설정했다면, 단극유도 방식인 aVR, aVL, aVF에서는 오른팔, 왼팔, 왼쪽 다리를 모두 플러스(⊕)로 합니다. 단극이라고 하지만 실제 aVR 유도의 예를 들면 나머지 두 유도(aVL + aVF)의 결합전극을 음극으로 한 상대적인 단극유도입니다. 좀 복잡하지요~.

사지유도에서 (+) 전극의 방향	
Ⅰ유도	RA ⊖ ⟶ LA ⊕
Ⅱ유도	RA ⊖ ⟶ LL ⊕
Ⅲ유도	LA ⊖ ⟶ LL ⊕
aVR유도	[LA와 LL] ⊖ ⟶ RA ⊕
aVL유도	[RA와 LL] ⊖ ⟶ LA ⊕
aVF유도	[RA와 LA] ⊖ ⟶ LL ⊕

RA; 오른팔, LA; 왼팔, LL; 왼발, [LA와 LL]; LA와 LL의 결합,
[RA와 LL]; RA와 LL의 결합, [RA와 LA]; RA와 LA의 결합

aVR유도

오른팔

aVL유도

왼팔

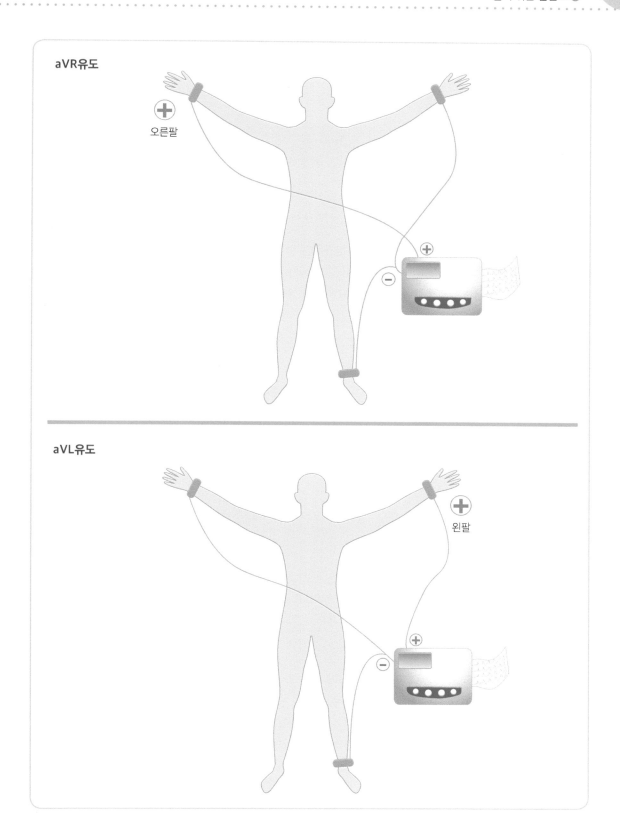

사지유도를 검사하던 중 오른팔에 붙인 전극이 떨어졌다면 어떤 유도는 나오고 어떤 유도는
나오지 않을까요?

어려운데요. 보기를 주시면 안 될까요?

하하. 좋아요. 다음의 보기를 줄 테니 차근차근 생각해 보세요.

① Ⅰ유도와 Ⅱ유도는 나오지 않지만 나머지 Ⅲ과 aVR aVL aVF는 나온다.
② Ⅰ유도와 Ⅱ, aVR이 나오지 않고 나머지 Ⅲ과 aVL aVF는 나온다.
③ Ⅲ유도만 나오고 나머지 5개 유도는 나오지 않는다.
④ 모두 나오지 않는다.

오른팔의 전극이 떨어졌다면 오른팔이 필요한 심전도 유도가 나오지
않겠는데요? 우선 Ⅰ유도에서 오른팔이 필요하니 나오지 않을 것이고
Ⅱ유도에서도 오른팔이 필요하군요. Ⅲ유도는 왼팔과 왼발만이 필요
하니 상관없겠네요. 따라서 양극유도 중에서는 Ⅰ과 Ⅱ 두 유도가 나
오지 않습니다.

맞습니다. 사지 단극유도 중에서는 어떨까요?

단극유도는 오른팔이 필요한 유도가 aVR뿐이므로 나머지 두 유도는
나올 것 같습니다. 따라서 Ⅰ, Ⅱ, aVR의 세 유도가 나오지 않고 나머지
Ⅲ, aVL, aVF는 나옵니다.

단극유도는 양극유도와 달리 그 유도 하나로 심전도를 그릴 수 있을 것으로
생각하기 쉽습니다. 그러나 단극유도 역시 넓게 보면 양극유도랍니다. 즉
aVR 유도에서 양극은 오른팔이고 음극은 나머지 왼팔과 왼발의 결합전극을
음극으로 사용하고 있어요. 따라서 오른팔의 전극이 떨어지면 aVR만 안 나
오는 것이 아니라 사지 단극유도가 모두 나오지 않게 됩니다. 따라서 정답은
3번입니다. 좀 어렵나요?

왜 이렇게 여러 개의 사지유도가 필요한가?

🧑 사지유도는 심장 전기 흐름의 방향과 힘을 정면에서 관찰하는 심전도 유도입니다. 그림을 보면서 설명할까요?

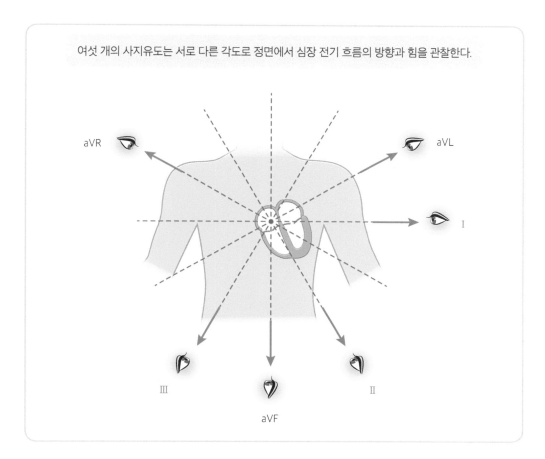

여섯 개의 사지유도는 서로 다른 각도로 정면에서 심장 전기 흐름의 방향과 힘을 관찰한다.

👩 여섯 개의 심전도 유도가 마치 여러 개의 눈이 각자의 시점에서 심장을 바라보는 것 같네요.

🧑 적절한 비유네요. 처음 심전도가 발명된 당시의 I, II, III의 세 유도는 세 개의 눈으로 관찰을 하던 식이라면, aVR, aVL, aVF는 이미 있던 세 개의 눈 사이 사이에 추가로 세 개의 눈을 넣어 좀 더 상세히 관찰을 하는 것으로 생각하면 됩니다.

심방 전기 흐름의 방향 – P파의 축은 무엇이며 어떤 의미를 갖나?

😎 P파 축(P wave axis)을 정의하기에 앞서 다시 한번 아래의 그림을 살펴볼까요? 사지 유도는 심장 전기 흐름의 방향과 힘을 정면에서 살펴 보는 심전도 유도라는 것을 기억하라고 했죠? 그리고 이때도 중요한 것은 역시 심방과 심실을 막론하고 심장 전기 흐름의 방향이 우상에서 좌하로 향한다는 것입니다.

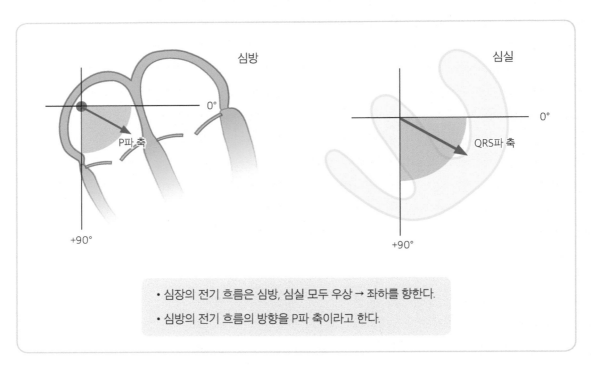

• 심장의 전기 흐름은 심방, 심실 모두 우상 → 좌하를 향한다.
• 심방의 전기 흐름의 방향을 P파 축이라고 한다.

😮 네. 그림의 화살표가 전기의 방향을 표시하는 거죠? 우상에서 좌하로 가는….

😎 맞아요. 동결절을 중심으로 가로축과 세로축을 그어 보면 심방으로 전기가 흘러가고 있는 화살표 방향이 0°에서 90° 사이인데 이를 P파 축이라고 부릅니다. 다시 말해 P파 축은 심방으로 향해 가는 전기의 방향을 의미합니다.

😮 네….

😎 그리고 이 P파 축은 사지유도를 살펴보면 쉽게 알 수 있습니다.

😮 알겠습니다. 그럼 이 0°에서 90° 사이를 벗어나면 문제가 있다는 뜻이겠네요?

맞습니다. 정상적으로는 동결절에서 전기를 만들어 내고 이 전기가 심방으로 전달되어 퍼져 나가는데, 동결절에서 만드는 전기는 매우 약해 심전도로 알 수 없어요. 따라서 심전도에서 P파가 보인다고 해도 이 P파가 과연 정상적으로 동결절에서 만든 전기가 전달된 P파인지 아닌지를 알 수가 없어요.

잠깐만요. 심방의 전기는 모두 동결절에서 받은 전기가 아닐 수도 있다는 이야기인가요?

그래요. 병적으로 비정상적인 전기를 심방의 어느 곳에서든지 만들 수도 있고 이 경우에도 심방에는 전기가 흐르므로 P파를 만들어 낼 수가 있어요. '심방기외수축'이라고 하지요. 만일 좌심방의 왼쪽 끝에서 전기를 만들었다면 심방의 전기 흐름은 어떤 방향을 갖게 될까요? 여전히 우상 → 좌하 방향을 갖기는 어렵겠지요?

좌심방의 왼쪽 끝으로부터 우심방 쪽으로 흐를 테니 화살표의 방향은 좌 → 우가 되겠네요.

정확합니다. 따라서 P파 축으로 심방의 전기 흐름의 방향이 우상 → 좌하인 것을 확인하게 되면 이 전기는 동결절에서 만든, 즉 정상적인 전기라고 생각하게 됩니다. 이를 'sinus rhythm'이라고 합니다.

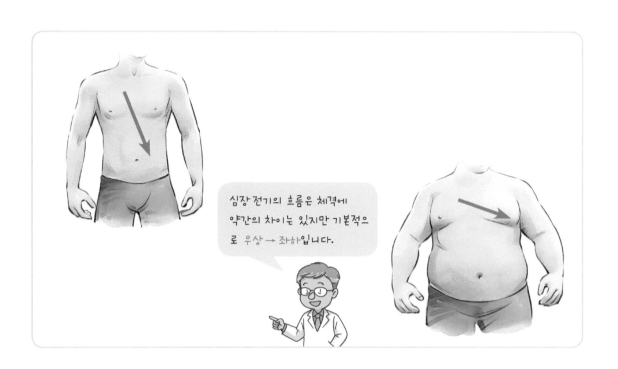

심장 전기의 흐름은 체격에 약간의 차이는 있지만 기본적으로 우상 → 좌하입니다.

그렇군요! 그런데 P파 축에도 개인차가 있나요?

 물론입니다. 심방뿐 아니라 심실의 전기 흐름의 방향도 마찬가지로 체격에 따라 약간의 차이는 있을 수 있지만, 0°에서 90° 사이에 있는 것이 일반적입니다. 체격이 마르고 키가 큰 사람의 P파 축은 좀 더 아래를 향하고 체격이 비만하거나 옆으로 퍼져 있는 경우라면 이 축이 좀 더 올라가 좌측 옆으로 향하게 되죠. 하지만 정상이라면 어떤 경우에도 '우상에서 좌하'라는 심장의 전기적 방향은 바뀌지 않는다는 것을 꼭 기억하세요.

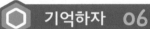

- ■ 심장의 전기 흐름은 심방, 심실에서 모두 우상 → 좌하를 향한다.
- ■ 전기가(탈분극이) ⊕ 전극을 향해 올 때 심전도 파형은 상향파를 그린다.

Quiz
3

그럼 문제를 하나 풀어 볼까요?

I유도와 aVR유도에서 P와 QRS를 그려 볼까요? P는 심방의 전기 흐름을 나타내고 QRS는 심실의 전기 흐름을 나타내며, 파형이 다르다는 것은 이미 잘 알고 있지요?

네! I유도는 오른팔과 왼팔 사이의 전기 흐름을 기록하고 왼팔이 (+)전극이 므로 심방의 전기 흐름이 (+)전극인 왼팔을 향해, I유도에서 P파는 기저선 으로부터 위로 올라가는 작은 언덕 모양을 그리게 됩니다.

맞아요. 그러면 QRS는 어떤 파형을 그릴까요?

심방과 심실을 막론하고 전기는 우상에서 좌하 방향으로 흐르기 때문에 I유도에서 QRS파 역시 상향입니다.

그렇죠. 그럼 aVR유도에서는 어떻게 나올까요?

aVR유도에서는 오른팔이 플러스이고 심방 전기의 방향은 우상에서 좌하로 향하 기 때문에 오른팔로부터 멀어집니다. 그러므로 P파는 하향, 즉 기저선으로부터 아래를 향하는 뒤집힌 작은 언덕 모양을 갖게 됩니다. QRS파 역시 (+)전극인 오른팔에서 멀어지는 방향이므로 하향을 그립니다.

훌륭합니다. 정상적인 상황이라면 I유도와 aVR유도에서 이런 그림이 그려져야 합니다. 여기서 벗어나면 전기의 흐름이 정상이 아닌 겁니다.

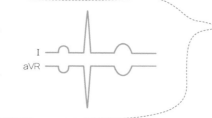

기억하자 07

- ◾ I유도에서 P QRS T는 모두 위를 향해야 정상이다.
- ◾ aVR유도에서 P QRS T는 모두 아래를 향해야 정상이다.

Axis는 무엇이며 어떻게 구하는가?

 이제 여러분은 심전도에서 P파와 QRS파가 각 유도에서 어떠한 모양을 갖는 것이 정상인지 알겠죠? 또 P파 축이 무엇이며 어떤 임상적 의미를 갖는지도 배웠습니다. 일반적으로 axis는 정면에서 보았을 때 심실 전기 흐름의 방향을 의미합니다. 심실 전기 흐름의 방향이 우상에서 좌하를 향하는 0°~90° 사이라는 것은 이미 잘 알고 있지만 좀 더 자세히 기술할 필요가 있습니다. 병적인 상황에서는 어떻게 다른지도 알아보겠습니다.

 네.

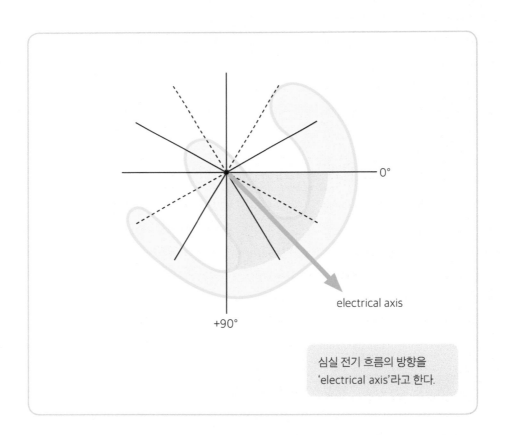

electrical axis

0°

+90°

심실 전기 흐름의 방향을
'electrical axis'라고 한다.

🧑‍🦳 그럼 이 심전도를 보고 axis를 한번 계산해 볼까요?

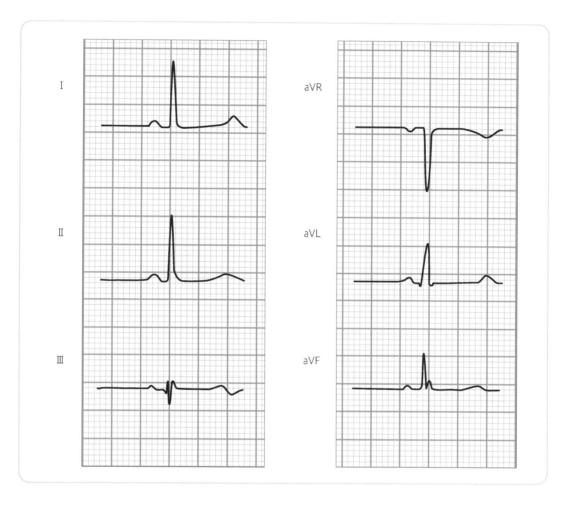

👩 I 유도는 오른쪽에서 왼쪽으로 가는 유도니까 I 유도에서 QRS파가 상향파가 나오니 왼팔의 (+)전극을 향하고 있네요.

🧑‍🦳 좋아요. 그럼 aVF유도에서는 어때요?

👩 aVF유도는 왼발을 향하는 유도이므로 이 유도에서 상향파니까, 전기의 방향은 아래로 향하는군요.

🧑‍🦳 I 유도의 (+)전극인 왼팔을 향하고 동시에 aVF유도의 (+)전극인 왼발을 향하니까, 종합하면 심실 전기 흐름의 방향, 즉 axis는 왼쪽 아래라는 결론이 나오죠?

그런데 왼쪽 아래 방향의 0°~90° 사이에서 axis가 어디쯤 되는지 쉽게 계산할 수는 없나요?

I과 aVF 두 유도에서 모두 QRS파가 상향파를 그리고 있죠? 그런데 심전도 기록지에서 QRS파를 잘 살펴보면 I, aVF 양쪽 방향에서 두 힘이 같은 크기가 아닌 것을 알 수 있어요. 이럴 때는 둘 중 어느 힘이 더 강한지가 중요합니다. 얼핏 봐도 I유도에서 QRS파의 키가 훨씬 크죠? 심전도 기록지의 상하 눈금을 잘 보세요. I유도에서 QRS의 키는 큰 눈금 두 개 반이고 aVF유도에서는 한 개 반 정도지요. 둘의 벡터(방향을 가진 힘)를 고려하면 대략 30° 정도라는 결론이 나오는 것이죠!

교수님, 더 쉽게 axis를 계산할 수 있는 방법은 없을까요?

하하. 물론이죠~. 방금 설명한 대로 아래의 그림처럼 I유도에서 QRS파의 키를 x축으로 보고 aVF유도에서 QRS파의 키를 y축으로 보고 둘이 만나는 점을 찾으면 쉽게 계산할 수 있어요~.

아하~.

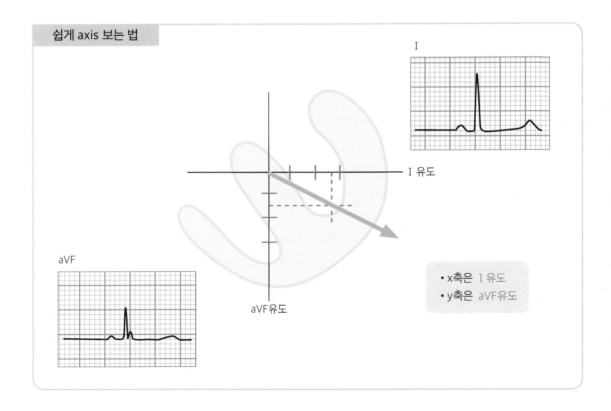

쉽게 axis 보는 법

I

I 유도

aVF유도

aVF

• x축은 I유도
• y축은 aVF유도

그러면 다음 심전도를 보면서 다시 한번 axis를 구해 볼까요? 이 심전도는 눈에 익은 심전도와는 QRS의 모양이 좀 다릅니다. 나중에 배우게 되겠지만 WPW 증후군의 심전도인데 axis를 구하는 데는 다를 바가 없어요.

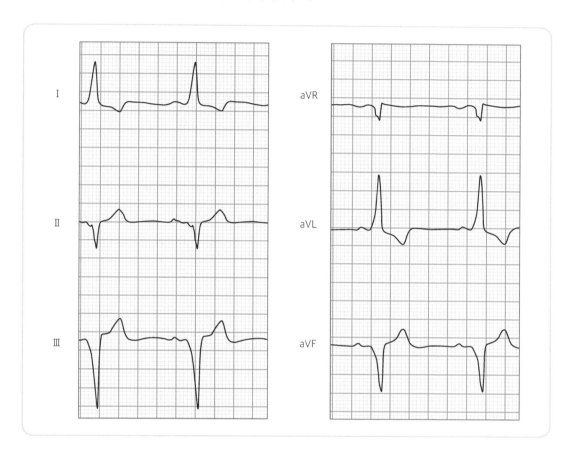

Ⅰ 유도에서 QRS파는 상향으로 모눈종이 큰 눈금 두 칸 반에 해당하고 aVF에서는 반대로 QRS파가 하향으로 큰 눈금 두 칸 반에 해당하니까 −45° 같은데, 맞나요?

잘했어요. 그럼 이 환자의 심실 전기 흐름 방향은 정상인가요?

아닙니다. 정상인에게서 보이는 것처럼 우상에서 좌향으로 향하는 흐름은 아니네요.

맞아요. 전기 흐름의 방향이 가슴 중앙에서 왼쪽 어깨를 향하고 있죠. 이런 경우를 LAD (left axis deviation)라고 합니다. 정반대로 Ⅰ 유도에서 QRS파가 아래로 뒤집힌, 즉 전기 흐름의 방향이 왼팔에서 오른팔로 향하고 aVF에서는 QRS파가 상향으로 정상적으로 아래 방향인 경우를 RAD (right axis deviation)라고 합니다.

심실 전기 흐름의 방향은 왜 중요한가? – LAD의 경우

🧑 교수님, 그런데 axis 측정이 임상에서 실제로 많이 도움이 되나요?

👨‍🦰 흠. Axis는 정면에서 바라본 시점의 심장 전기 흐름의 방향과 힘이며, 여섯 개의 사지 유도를 활용해서 분석하고 있죠. 이것이 왜 그렇게 중요한지 아래의 그림을 보며 설명을 들어보세요.

👨‍🦰 왼쪽 그림은 정상적인 심실 전기 흐름의 방향입니다. 화살표가 우상에서 좌하를 향하는 0°~90° 사이죠. 그렇다면 오른쪽 그림에서 심실 전기 흐름의 방향은 어디를 향할까요?

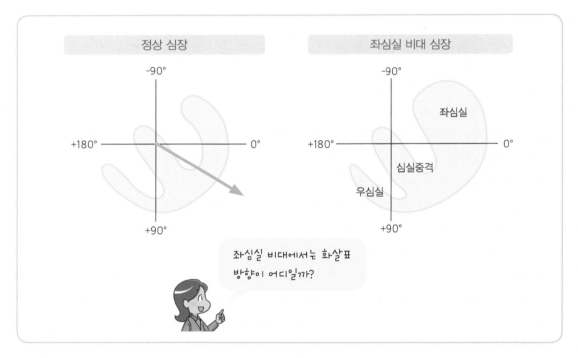

🧑 음, 좌심실이 비대되어 있네요! 전기 흐름은 심실이 비대된 쪽으로 흐르는 것 아닌가요?

👨‍🦰 맞아요. 오른쪽 그림은 한눈에 봐도 좌심실 비대라는 것을 알 수 있습니다. 전기의 흐름은 근육이 많은 쪽으로 끌려가게 되어 있죠? 이 경우 화살표의 방향은 어떻게 될까요?

🧑 당연히 좌심실을 향하는 방향, 즉 중심점에서 좌상 방향을 향할 것 같습니다.

그렇습니다. 아래 왼쪽 그림과 같이 화살은 0°~−90° 사이를 향하게 됩니다. 이 방향을 우리가 LAD라고 부릅니다. 기억하시죠? 그럼 심전도에서 QRS파의 모양은 어떨까요?

좌상 방향을 향해 흐르는 전기는 왼쪽과 위쪽을 향하므로, I 유도에서는 왼팔이 (+)전극이므로 자기 방향으로 전기가 와서 QRS는 상향파를 그립니다. 또 위쪽을 향하므로 왼발이 (+)전극인 aVF유도 시점에서 자기 쪽으로 오는 것이 아니라 멀리 가므로 QRS는 하향파를 그리게 됩니다.

맞습니다. 오른쪽의 심전도에 해당되지요.

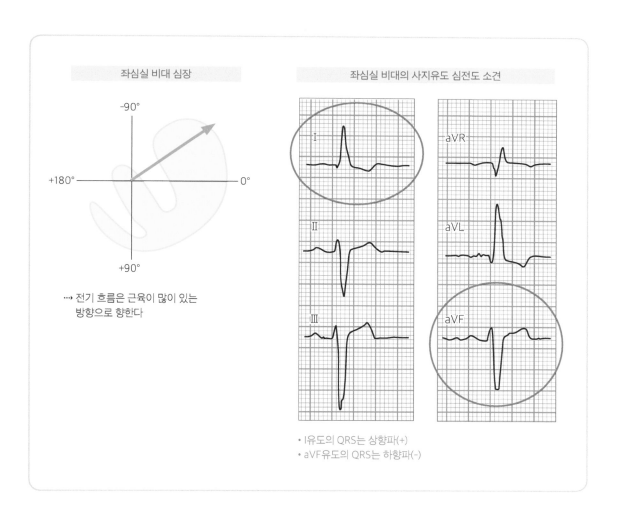

좌심실 비대 심장

⋯▸ 전기 흐름은 근육이 많이 있는
방향으로 향한다

좌심실 비대의 사지유도 심전도 소견

• I유도의 QRS는 상향파(+)
• aVF유도의 QRS는 하향파(−)

환자의 증례를 보며 문제를 한번 풀어 봅시다. 혈압이 똑같이 180/100인 A, B 두 사람의
심전도를 살펴보고 누가 더 예후가 좋을지 추측해 볼까요?

A

B

네? 심전도로 그런 것을 알 수도 있다는 말씀이세요?

물론 고혈압 환자의 예후 판단에는 여러 가지 방법이 중요하지만 심
전도 역시 도움이 됩니다. 아직 심전도를 공부하는 중이니 방금 배운
axis를 측정해 보고 axis가 왜 중요한지 알아 보겠습니다. A와 B 두 사
람에서 심실의 전기 흐름 방향이 어떻죠?

네. 우선 A의 경우 Ⅰ유도와 aVF유도 모두에서 QRS파가 올라가 있어요. 다시 말해 심실 전기 흐름의 방향은 왼쪽과 아래쪽을 향하는 정상 방향입니다. B의 경우에는 Ⅰ유도에서 QRS파가 올라가 있으니 왼쪽을 향하는 것은 같은데, aVF유도에서는 QRS파가 아래로 내려가 있어 심실 전기 흐름은 좌측 위를 향하는군요.

그렇죠? 그렇다면 심실 전기가 좌측 위를 향하는 경우는…?

좌심실 비대인 경우 그렇습니다. A는 좌심실 비대가 없고 B는 좌심실 비대 소견이 있는 차이를 보이는군요. 그런데 이게 무슨 의미가 있나요?

고혈압이 지속되면 좌심실은 과도하게 일을 할 수밖에 없고 그 결과 좌심실 비대가 생기게 됩니다. 물론 혈압이 조기에 잘 조절되면 그런 일이 생기지 않습니다. 따라서 동일한 고혈압을 보이는 환자라도 좌심실 비대가 있는 환자는 예후가 좋지 않을 수 있는 것이죠. 좀 더 쉽게 이야기한다면 고혈압 환자의 심전도에서 Ⅰ유도와 aVF유도 모두 QRS파가 상향이면 정상 axis로 괜찮은 것이고, Ⅰ유도에서는 QRS파가 상향이라도 aVF유도에서 QRS파가 아래를 향하면 LAD (left axis deviation)입니다. 이는 좌심실 비대의 한 소견으로 예후가 좋지 않다고 판단할 수 있는 것입니다.

심실 전기 흐름의 방향은 왜 중요한가? – RAD의 경우

왼쪽의 정상 심장 그림과 달리 오른쪽 그림에서는 우심실이 비대되어 있지요? 심실 전기 흐름의 방향이 어떨까요?

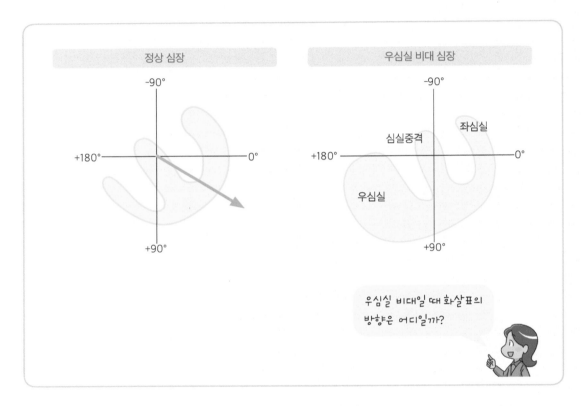

네. 좌심실 비대와는 반대 방향이겠죠~. 호호.

하하. 맞아요. 우심실이 두터워지면 전기의 흐름이 우심실 쪽으로 끌려가므로 화살표의 방향은 오른편 아래로 향합니다. I 유도의 (+)전극인 왼팔에서는 정상 전기 흐름의 반대 방향을 향하므로 QRS파는 하향을 그립니다. aVL유도에서도 전기가 자기 쪽에서 멀어지고 있으므로 QRS는 하향이고, 전기가 자기 쪽으로 오는 aVF유도와 Ⅲ유도에서는 상향을 그리게 됩니다. 이것이 바로 RAD (right axis deviation)입니다.

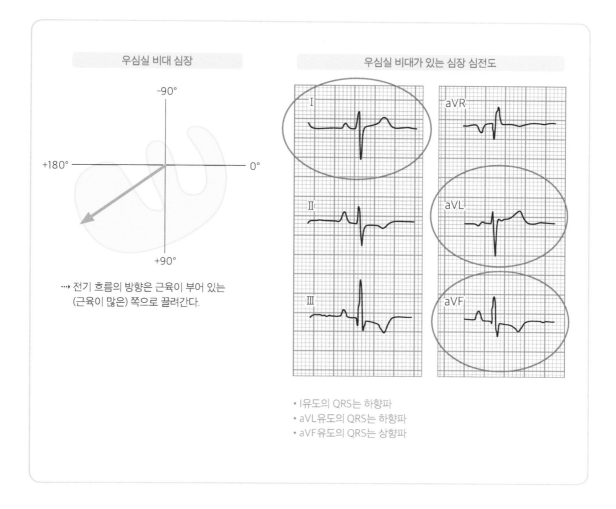

우심실 비대 심장

-90°

+180° — 0°

+90°

┈▶ 전기 흐름의 방향은 근육이 부어 있는
(근육이 많은) 쪽으로 끌려간다.

우심실 비대가 있는 심장 심전도

I

II

III

aVR

aVL

aVF

• I유도의 QRS는 하향파
• aVL유도의 QRS는 하향파
• aVF유도의 QRS는 상향파

다시 한번 증례를 살펴볼까요? 담배를 오래 피운 두 사람 C, D의 심전도입니다. 장기간의 흡연이 두 사람 중 누구의 심장에 더 큰 부담을 주고 있나 알아 봅시다.

아래의 두 심전도를 비교해 보세요.

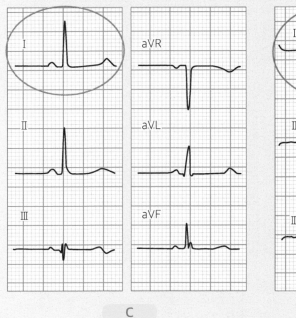
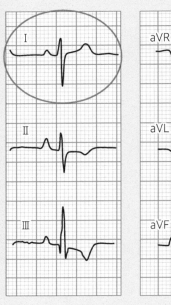
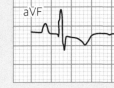

C　　　　　　　　　　　D

음… 우선 C에서는 정상 axis를 보입니다. 심실 전기 흐름의 방향이 정상이라는 의미죠. 그런데 D에서는 QRS가 aVF에서 upright로 정상이지만 I유도에서는 뒤집힌 형태를 보이므로, 오른쪽 방향으로 심실의 전기 흐름이 가고 있다는 뜻입니다. D에서는 심실 전기가 우하방을 향하는 right axis deviation입니다.

그렇죠? 심전도로 우심실 비대를 의심할 수 있습니다. 담배를 오래 피우게 되면 만성 기관지염이나 폐기종 같은 만성폐쇄성 폐질환(COPD, chronic obstructive pulmonary disease)이 생기고 심하면 폐동맥의 혈압이 올라가게 됩니다. 폐고혈압이 지속되면 우심실의 부담이 커지게 되어 우심실 비대가 발생하게 되는 것이지요. 그러니까 심전도를 보고 똑같이 담배를 오래 피운 두 사람 중 D의 경우 예후가 상대적으로 좋지 못할 것으로 판단할 수 있는 겁니다.

심실 전기 흐름의 방향

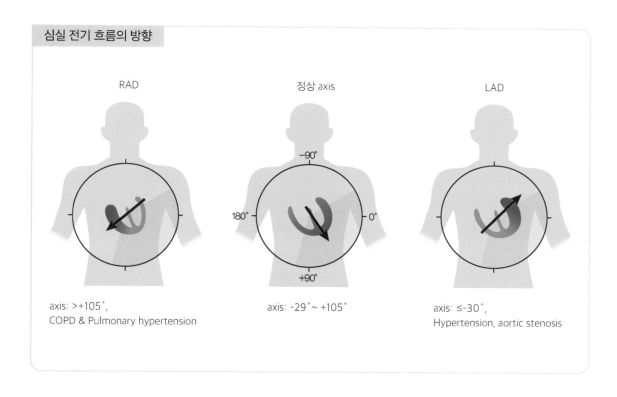

RAD

axis: >+105˚,
COPD & Pulmonary hypertension

정상 axis

axis: −29˚~ +105˚

LAD

axis: ≤-30˚,
Hypertension, aortic stenosis

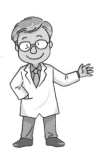

심전도에서 electrical axis가 갖는 의미를 이제는 알겠죠?
이것은 정면에서 볼 때 심실의 전기 흐름의 방향과 힘을 나타냅니다.
0°에서 90°를 정상으로 보지만 좀 여유를 두어,
−30°에서 +105°까지를 정상으로 보기도 합니다.

기억하자 08

- ▣ Axis는 정면에서 보았을 때 심실의 전기 흐름의 방향을 의미한다.
- ▣ 심장의 전기 흐름은 심방, 심실을 막론하고 우상에서 좌하를 향한다.

매우 이상한 심실 전기 흐름의 방향

Quiz
6

그럼 이제까지 I, II, III, aVR, aVL, aVF의 6가지 사지유도에 대해서 배웠으니 내용을 정리하는 의미에서 퀴즈를 하나 더 풀어 볼까요? 이 심전도에서 이상한 점이 무엇이 있나요?

지금까지 배운 내용만으로 이상 소견을 찾아 보세요.

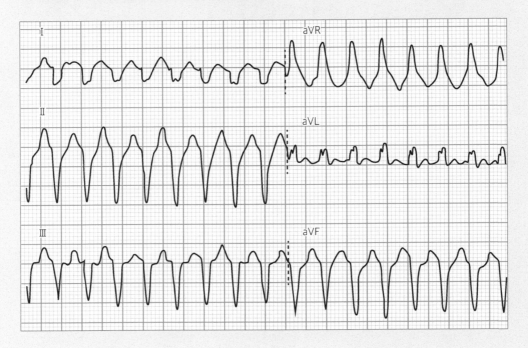

 복잡한데요. 보기만 해도 뭔가 심상치 않다는 느낌이… 파형도 너무 크고요. 이 환자 괜찮은 건가요?

 확실히 우리가 공부하던 심전도와는 전혀 다른 모습이죠? 보자마자 단번에 심각하다는 것을 알 수 있을 정도죠. 이런 심전도를 보면 아무리 환자를 많이 봐 온 베테랑 의사라고 해도 심란해지기 마련이에요.

네···. 그럼 무엇부터 봐야 하나요?

복잡하긴 하지만 심장박동수는 기본적으로 파악할 수 있죠. 그것부터 확인해 볼까요? 일분에 심장이 몇 번 정도 뜁니까? 300, 150, 100 ···은 기억하고 있지요?

네. 한 200번 정도?

맞아요. 규칙적으로 분당 200번 정도 박동하고 있어요. 아마 우리가 100 m를 달리기를 힘껏 해도 심장박동수가 200에 달하기는 어려울 거예요. 그러니까 이 환자는 얼마나 힘들지 상상할 수 있죠. 박동수가 지나치게 빠르다는 것을 알았으니 이제 우리가 이제까지 공부한 axis를 봅시다. I유도에서는 어떤가요?

그런데 솔직히 어디가 플러스인지 마이너스인지도 파악하기가 어렵습니다.

QRS의 폭이 매우 크고 더구나 빈맥인 경우에는 QRS가 아래를 향하는지 위를 향하는지조차 알기 어려운 경우도 있어요. 그러나 그래도 알 수 있는 방법은 있답니다. 다음을 볼까요?

이런 경우에는 QRS파가 가장 분명한 유도에서 그 QRS파 아래 위로 수직선을 그어 보면 알 수 있죠. 여기에선 ||와 |||에서 아래를 향한 QRS를 분명히 알 수가 있지요. 수직으로 그린 빨간 선을 따라 올라가 보세요. 이제 확실히 |유도에서 QRS가 아래로 내려간 것이 보이죠?

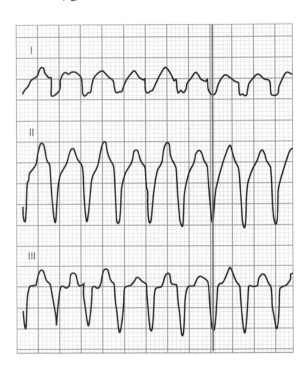

정상이라면 |유도에서는 QRS가 올라가야 하는데, 그 반대로 내려오고 있죠? 즉 전기가 왼쪽이 아닌 오른쪽으로 가고 있어요. 70쪽에서 이 증례의 aVF유도를 봅시다. QRS가 뒤집혀 있어요. 전기가 아래를 향하지 않고 위로 향하고 있습니다. 정상에서 우상 → 좌하를 향한다고 했는데 이 경우에는 정반대로 좌하→ 우상을 향하고 있어요.

이상하네요. 정상에서는 우상에서 좌하로 향하고 LAD나 RAD에서도 왼쪽 오른쪽으로 편향되기는 하지만, 어쨌든 동결절이 심장의 가장 위에 있어 전기 흐름은 위에서 아래로 향하는데 어떻게 전기 흐름이 아래에서 위로 향할 수 있죠?

그렇습니다. 완전히 비정상 상태입니다. 이 경우는 전기가 동결절에서 만든 것이 아니라, 가장 아래 즉 심실의 어느 곳에서 비정상적으로 만들어 낸 전기 흐름이므로 아래에서 위로, 왼쪽에서 오른쪽으로 향하는 방향을 갖게 되는 것입니다. 이런 axis를 가리켜 사람이 살지 않는 땅,'no man's land'라고 부릅니다. 심실에서 전기를 비정상적으로 분당 200회로 만들어 내는 심실빈맥의 심전도 소견입니다. 잊지 마세요. 어떤 방향이라고요?

네…. 이 방향 아닌가요?

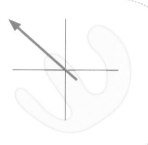

맞아요, axis만으로도 이렇게 여러 심장질환을 진단하는 데 도움을 받을 수 있는 겁니다. 이렇게 axis의 정상과 이상을 요약할 수 있습니다.

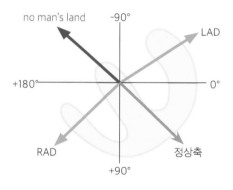

기억하자 09

■ 사지유도에서는 Ⅰ, Ⅱ, aVF, aVR 유도를 꼭 확인한다.

■ Ⅰ, Ⅱ, aVF유도에서는 P와 QRS가 모두 위를 향하고, aVR에서는 P와 QRS가 모두 아래를 향한다.

가슴에서 측정하는 심실의 전기 흐름–흉부유도는 왜 필요한가?

🧑 심전도에는 여섯 개의 사지유도와 여섯 개의 흉부유도가 있다고 배웠습니다. 이제까지는 사지유도에 대해 공부했죠. 어때요, 심전도에 대해 좀 알게 된 것 같나요?

👩 네, 조금은 이해하게 된 것 같습니다.

🧑 그래요? 그럼 우선 앞에서 배운 사지유도를 한 줄로 정의한다면?

👩 사지유도는 정면에서 봤을 때 심방과 심실의 전기 흐름의 방향과 힘을 관찰하는 것이라고 하셨습니다.

🧑 맞아요. 그런데 지금부터 배울 흉부유도는 전기의 흐름이 사지유도와는 다릅니다. 이제부터 그것에 대해 이야기할 겁니다.

👩 네…. 전기의 흐름에 대해서 이미 많이 배웠다고 생각했는데 갈 길이 머네요.

🧑 하하. 심전도라는 것이 그리 간단하지는 않죠. 아직도 배워야 할 것이 많이 있어요.

👩 그렇군요.

🧑 어렵다고 미리 걱정할 필요는 없어요. 흉부유도의 본론에 들어가기 전에 기본 개념부터 차근차근 살펴볼 거니까요. 자, 이 개 두 마리를 비교해 볼까요?

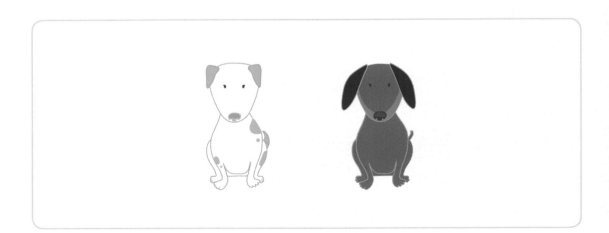

아, 귀여워요. 둘 다 키나 몸집이 비슷하군요.

그래요. 그런데 이 강아지들의 길이는 정면에서 봐서는 알 수 없죠? 길이를 알기 위해서 옆으로 가 보겠습니다. 어때요?

아. 아래쪽에 있는 개는 허리가 길기로 유명한 닥스훈트군요. 옆으로 가 봐야 이 개가 닥스훈트인지 알겠어요.

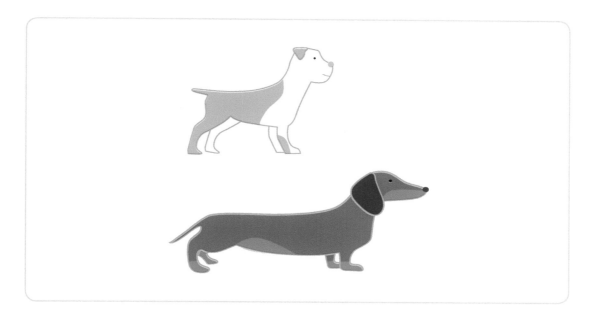

심장도 마찬가지입니다. 심장이 만일 종이에 그린 2차원 평면 구조물이라면 앞에서 보는 것으로 충분하지만, 실제 심장은 그렇지 않습니다. 3차원 입체적 구조물이기 때문에 정면에서 봐서 심장의 전기가 아래 위, 양 옆 방향으로 향하는 것은 알 수 있지만 앞으로 향하는지 혹은 뒤로 향하는지는 알 수 없어요.

아! 그래서 이 그림을 보여 주신 거군요.

그래요. 이해하기 쉽죠? 흉부유도는 앞이나 뒤로 향하는 심장의 전기 흐름의 방향과 힘, 즉 벡터를 가슴의 왼쪽 여러 군데에서 관찰한 것입니다. 쉽게 말해 V1, V2는 정면에서 자기 앞이나 뒤 방향으로 다가오거나 멀어져 가는 전기를 보는 것이고, V6는 왼쪽 겨드랑이 쪽에서 보는 것입니다. 닥스훈트의 전체적인 윤곽을 파악하기 위해 정면에서 보기 시작해 옆으로 돌아가며 보는 것과 마찬가지입니다.

네….

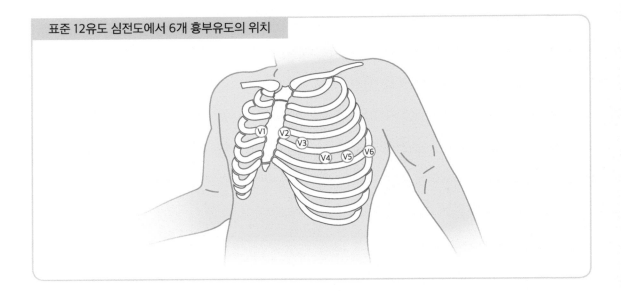

표준 12유도 심전도에서 6개 흉부유도의 위치

또 하나, 흉부유도 심전도를 공부할 때 흔히 착각하는 것이 무엇인지 알려드릴게요. 심장이 왼쪽 가슴 속에 있다는 것은 누구나 잘 알고 있는 사실입니다. 그런데 심장을 정면에 보았을 때 심실중격을 사이에 두고 우심실과 좌심실이 오른쪽, 왼쪽으로 나뉘어져 있을 거라고 생각하는 경우가 많아요. 하지만 사실은 그렇지 않다는 것입니다.

솔직히 말씀드리자면 이제까지 저도 그렇게 생각해 왔거든요.

그럴 줄 알았어요! 그런데 좌우심실은 흉곽 내에 왼쪽 오른쪽으로 자리잡은 것이 아니고 사실은 우심실이 앞쪽에 있고 중격을 사이에 두고 뒤에 좌심실이 있습니다. 즉 중격이 정면이 아니라 왼쪽을 향하고 있는 것이지요.

아, 그렇군요!

하하. 어쩌면, 좌심실이 우심실보다 훨씬 더 중요한 기능을 하기 때문에 앞에서 어떤 충격을 받을 경우 좌심실을 보호하기 위해 깊이 자리잡은 것일지도 모르죠.

놀랍습니다.

심장에서 좌우심실은 기능의 차이가 큽니다. 좌심실은 전신으로 혈액을 보내는 주요 펌프 역할을 하고, 우심실은 폐순환을 위한 펌프 역할도 하지만 주로 좌심실로 혈액으로 보내는 혈액 저류소의 역할을 합니다. 그러므로 좌심실은 우심실에 비해 근육량이 훨씬 많습니다. 따라서 왼쪽 옆에서 볼 때 심실 전기 흐름의 방향과 힘은 주로 좌심실 쪽을 향하게 되며, 이는 흉부유도의 V5, 6에 가장 근접합니다.

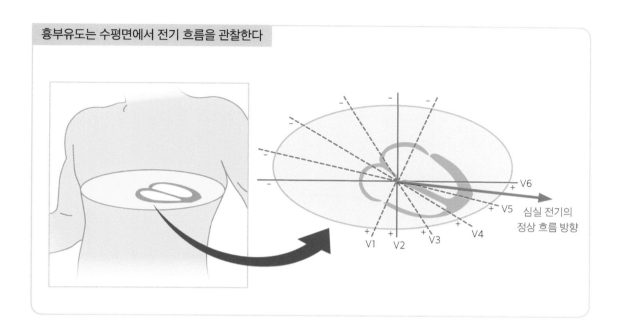

흉부유도는 수평면에서 전기 흐름을 관찰한다

🧑 그럼 심전도의 흉부유도에서는 QRS파가 어떻게 나타나는지 한번 볼까요? 흉부유도는 단극유도로 전극을 부착하는 곳이 (+)전극입니다. V1, V2 입장에서 볼 때 심실의 탈분극파 즉 전기가 자기 쪽으로 오고 있습니까, 멀리 가고 있습니까?

👩 심실의 전기 흐름은 주로 왼쪽 옆이나 뒤쪽으로 향하니까, V1, V2에서 볼 때 자기로부터 멀리 가고 있습니다.

🧑 맞아요. 그러면 심전도에서 QRS는 상향파인가요? 하향파인가요?

👩 자기 쪽에서 멀어지니까 하향파죠?

🧑 맞아요. 반대로 V5, V6 입장에서는 심실의 탈분극 전기파가 자기 쪽으로 오고 있으니까 심전도에서 QRS파는 상향파를 그리겠죠? 바로 이 심전도 흉부유도에서 보는 것처럼 V1, V2에서는 내려가고, V3, V4에서는 이행기를 거치고 V5, V6에서는 올라가는 것이 정상입니다. 잘 이해가 되나요?

👩 네.

🧑 좋아요. 이제 우리는 흉부유도에서 심전도가 어떻게 그려지는 것이 정상인지를 배웠습니다. 그럼 이제 정상과 다른 그림이 나타나면 어떻게 생각해야 하는지 알아 볼까요.

흉부유도 심전도에서 정상 QRS파의 모양

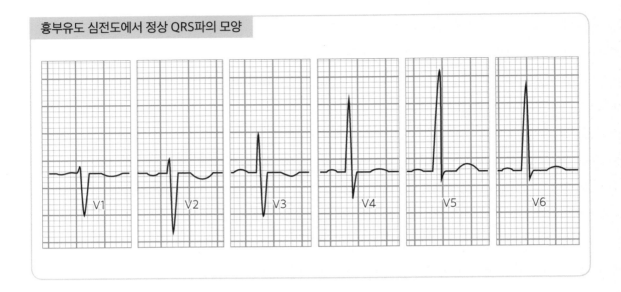

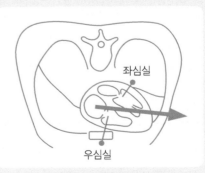

기억하자 10

■ 우심실은 좌심실의 앞쪽에 있다.

■ 심실의 전기 흐름은 왼쪽 겨드랑이 쪽을 향한다.

■ V1, V2에서는 QRS가 아래로,

■ V5, V6에서는 QRS가 위로 향한다.

좌심실과 우심실 및 전기의 흐름

Quiz
7

모두 10개의 전극을 붙이고 12유도 표준심전도를 기록하던 중 오른팔의 전극이 떨어졌다면 흉부유도는 어떻게 될까요?

① 모두 나온다 ② 모두 안 나온다 ③ 일부만 나온다. 무엇일까요?

쉬운데요. 흉부유도는 단극 유도이고 사지유도와는 상관이 없으므로 ①번 모두 나온다가 답입니다.

땡. 그렇지 않습니다. 하나하나의 흉부유도가 단극 유도로 (+)전극이기는 하나 이 경우에도 사지유도가 결합해 (−)전극으로 작용합니다. 이때 하나라도 사지전극이 떨어지면 (−)전극의 기능이 소실되어 어떤 흉부유도도 나오지 않습니다.

그렇다면 V1 위치의 전극만이 떨어지면 어떻게 되나요?

이 경우에는 (−)전극은 작동하고 있으므로 V1만 나오지 않고 나머지 11개는 나옵니다.

신기하군요.

흉부유도로 보는 심실비대

심실의 전기는 주로 왼쪽 겨드랑이를 향하니까, V1으로부터 멀어지며 QRS는 내려가는 것이 정상입니다. 만약 어떤 사람의 심전도에서 V1에서 QRS가 올라갔다면 무엇을 생각할 수 있을까요?

심실 전기가 V1 쪽으로 끌려오고 있다는 것 아닐까요?

그렇죠. 그럼 무엇 때문에 끌려오는 걸까요?

음…

심장 전기는 근육이 많은 쪽으로 끌려간다고 했나요, 적은 쪽으로 끌려간다고 했나요? 많은 쪽으로 끌려간다고 했죠?

네! V1이 바로 우심실 앞에 있으므로 V1쪽으로 전기가 끌려간다는 것은 우심실 비대를 의미하는군요.

맞아요. 복습을 해 보겠습니다. 우심실 비대가 있으면 사지유도에서는 QRS파가 어떤 모양을 보인다고 했죠? 기억을 찬찬히 되살려 보세요.

우선 정상에서는 심방, 심실을 막론하고 전기 흐름이 우상에서 좌하로 향하므로 I유도와 aVF유도에서 P, QRS 모두 상향파를 그린다고 배웠습니다. 우심실 비대가 있으면 심실의 전기 흐름이 우하방을 향하게 되므로 I유도에서 QRS는 아래로 aVF유도에서는 올라가는 모습을 보입니다. 이것을 RAD라고 합니다.

맞아요. 정확합니다. 자, 그러면 이제 우심실 비대의 심실 전기 흐름을 종합해 보겠습니다. 우선 정면에서 보았을 때 전기 흐름이 우하방을 향하며 왼쪽 옆에서 보았을 때 앞을 향한다고 정리할 수 있습니다. 심전도에서는 우선 사지유도에서 RAD을 나타내며 흉부유도에서는 V1에서 upright R을 보게 되는 것입니다.

이해가 됩니다. 결국 사지유도와 흉부유도는 심장의 전기 현상을 어디서 보느냐에 따라 다른 것으로, 상호보완적이라고 말할 수 있겠군요.

자, 82쪽 그림을 한번 보세요. 위는 우심실 비대, 아래는 좌심실 비대인데, 정면에서 본 심실 전기 흐름의 방향을 화살표로 나타내며 오른편에는 12유도 심전도 소견을 보여 주고 있습니다.

우심실 비대에서 전기는 화살표의 방향으로 끌려오고 있죠? 그리고 심전도 흉부유도 V1에서 정상과 반대로 상향으로 커다란 Rs파를 그리고 있고요. 우심실 비대인 경우 심전도 기준으로는 V1에서 R파가 S파보다 크거나, RV1+SV6≥11 mm, 즉 V1에서 올라간 R파의 키에 V6에서 아래로 내려간 S파를 합한 것이 11 mm 이상이라는 기준이 있어요.

좌심실 비대가 있으면 심전도에서 어떤 소견이 보인다고 했지요? 기억나나요?

네, 앞에서 보았을 때 심실 전기는 왼쪽 어깨를 향하는 LAD를 보여 I에서는 QRS가 올라가고 aVF에서는 내려갑니다.

잘 이해하고 있군요. 그러면 흉부유도에서는 어떻게 보일까요?

좌심실 비대라도 좌심실은 어차피 우심실의 뒤쪽에 위치하므로 전기 흐름의 방향은 같지 않나요?

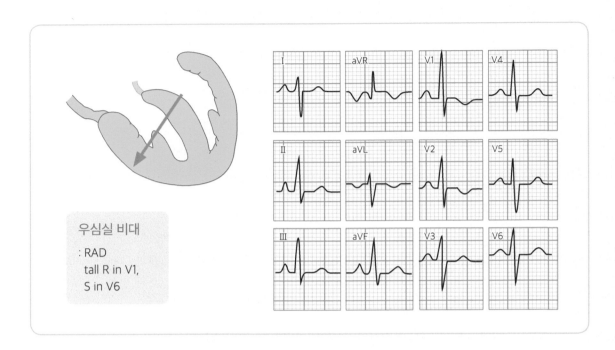

우심실 비대

: RAD
 tall R in V1,
 S in V6

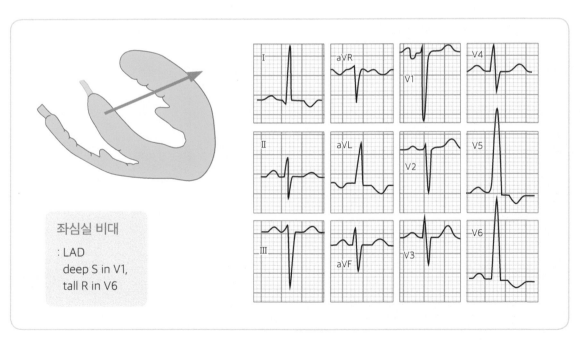

좌심실 비대

: LAD
 deep S in V1,
 tall R in V6

맞습니다. 좌심실 비대의 경우에도 V1, V2에서는 아래로 내려가는 QRS파형을 보이고 V5, V6에서는 위로 올라가는 정상인의 심전도와 방향은 큰 차이가 없어요. 그러나 근육이 크면 끌고 가는 전기의 강도도 강하다고 했죠. 따라서 방향은 같지만 QRS파의 키가 더 강조됩니다. 즉 V1, V2에서 아래로 더 깊이 QRS가 내려가고 V5, V6에서는 키가 더 커지는 것이 특징적입니다.
좌심실 비대의 심전도 기준은 여러 가지가 있으나, SV1 + RV5(혹 RV6) ≥35 mm, 또는 RV5(혹 RV6) ≥25 mm가 널리 사용됩니다.

무슨 뜻인가요?

'SV1 + RV5 ≥35 mm'는 V1에서 아래로 내려간 S의 크기에 V5에서 위로 올라간 R파의 키를 합해 35 mm 이상이면, 또 'RV5 ≥25 mm'는 V5에서 R파의 키가 25 mm 이상이면 좌심실 비대의 기준을 충족한다는 의미입니다.

기억하자 11

- ■ RAD와 V1에서 QRS가 위로 올라가면 RVH를 의심하고
- ■ LAD와 V6에서 QRS가 크게 올라가면 LVH를 의심한다.

표준 12유도 말고 다른 심전도 유도도 있다?

아니 갑자기 이게 무슨 말씀이세요? 12개의 표준유도도 간신히 이해했는데요.

하하. 그렇게 어려운 게 아니니 걱정하지 마세요. 심전도는 특히 중환자의 심장 상태를 오래 모니터 하는 데는 필수적인 검사가 되었지요. 그런데 그때마다 10개의 심전도 유도를 떼었다 붙였다 하는 게 보통 힘든 일이 아니겠지요? 그래서 두 개의 동전 모양의 스티커 전극을 가슴에 붙여 주로 심장의 리듬을 장기간 관찰하기 위한 새롭고 간편한 유도를 개발하게 된 거랍니다. 양극 흉부유도(bipolar chest lead)라고 부르는데, 쉽게 한 예를 들면 (−)전극은 오른쪽 어깨(CR)에, (+)전극은 V1위치에 붙여 기록하게 되면 이를 CR1으로 부르는 식입니다. (−)전극은 필요에 따라 왼쪽 어깨에 붙이면 CL이되고, 흉골의 상단에 붙이면 CM, 오른편 빗장뼈 바로 아래에 붙이면 CS가 됩니다. 여기에 (+)전극을 붙이는 위치에 따라 1~6까지가 따라 붙게 되는 것이죠. CS2는 어디가 (−), 어디가 (+)일까요?

CS는 오른편 빗장뼈 바로 밑에 (−)전극을 붙이고 V2위치에 (+)전극을 붙이면 되는군요? 어렵지는 않아요. 가슴에 두 개의 전극만 붙이니 간편하네요. 또 다른 장점은 없나요?

간편하고 오래 모니터할 수 있으며 그뿐 아니라 이렇게 기록하면 심전도의 파형이 크게 과장되게 나타나 부정맥의 진단에 도움이 되지요. 다음은 MCL(modified chest lead) 유도를 알아보겠어요.

또 있어요?

중환자실에서 모니터용으로 많이 사용됩니다. 세 개의 전극을 붙이는데 (−)전극은 왼편 어깨에, (+)전극은 흉부유도 원하는 위치에, 접지는 오른편 어깨에 붙이게 됩니다. 즉 MCL1의 경우 왼편 어깨는 (−), 접지는 오른편 어깨에, (+)전극은 V1에 위치에 붙이면 나오게 됩니다. 마지막으로 식도유도 심전도라는 것이 있어요.

식도에 전극을 넣어 기록하는 심전도유도인가 봅니다. 왜 굳이 식도에서 기록하지요?

해부학적으로 식도는 좌심방과 아주 가까이 있어요. 따라서 가는 줄에 연결된 전극을 코를 통해 식도에 위치시키면 심방 특히 좌심방의 P파가 매우 크고 뾰족하게 잘 보입 니다. 복잡한 부정맥을 진단하는 것은 부정맥 전문의에게도 쉽지 않은 경우가 간혹 있 는데 P파를 분명히 보여 주어 큰 도움을 줍니다. 더구나 이를 통해 좌심방을 전기적 으로 자극할 수 있어 뒤에 공부할 회귀성 빈맥 중 발작성 심실상성빈맥(PSVT)이나 심방조동(atrial flutter)을 유발하거나 중지시킬 수도 있는 매우 유용한 도구입니다.

MCL 1 유도

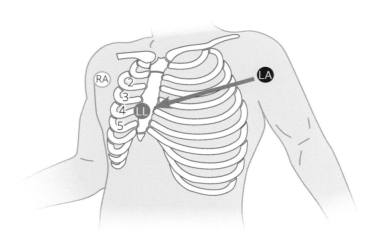

MCL유도는 중환자실 모니터용으로 사용되며 RA는 흰색으로 접지, LA는 검정색으로 (-)극, LL은 붉은색으로 (+)극을 나타낸다.

식도유도 심전도

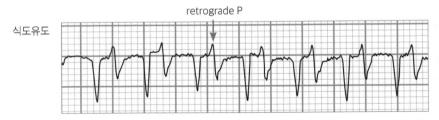

식도유도

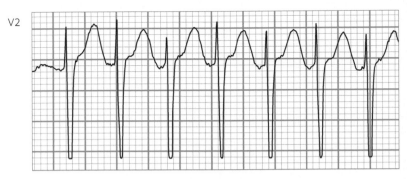

V2

PSVT 심전도로 V2에서 P파를 보기는 어려우나, 식도유도에서는 retrograde P를 분명히 볼 수 있다.

Chapter
03

심장의 전기 흐름

Chapter **03**

심장의 전기 흐름

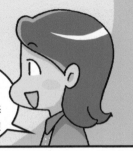

알아봅시다

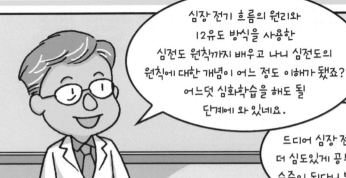

심장 전기 흐름의 원리와
12유도 방식을 사용한
심전도 원칙까지 배우고 나니 심전도의
원칙에 대한 개념이 어느 정도 이해가 됐죠?
어느덧 심화학습을 해도 될
단계에 와 있네요.

드디어 심장 전기 흐름을
더 심도있게 공부할 수 있는
수준이 되다니 뿌듯합니다!

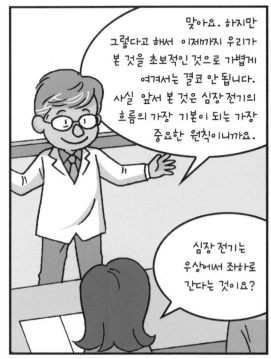

맞아요. 하지만
그렇다고 해서 이제까지 우리가
본 것을 초보적인 것으로 가볍게
여겨서는 결코 안 됩니다.
사실 앞서 본 것은 심장 전기의
흐름의 가장 기본이 되는 가장
중요한 원칙이니까요.

심장 전기는
우상에서 좌하로
간다는 것이요?

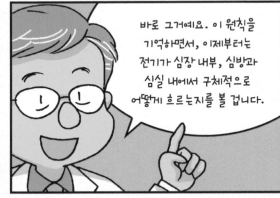

바로 그거예요. 이 원칙을
기억하면서, 이제부터는
전기가 심장 내부, 심방과
심실 내에서 구체적으로
어떻게 흐르는지를 볼 겁니다.

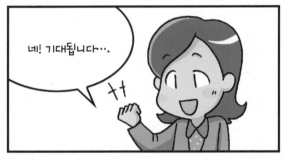

네! 기대됩니다…

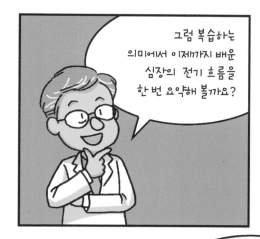

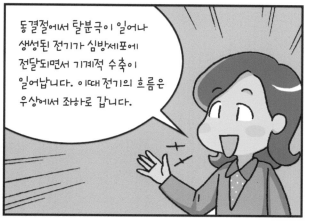

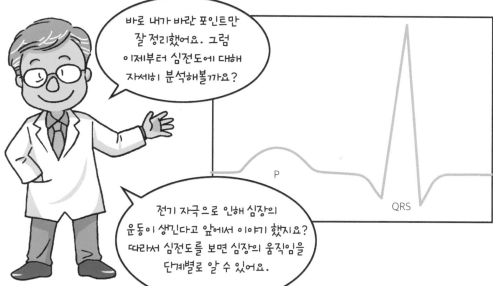

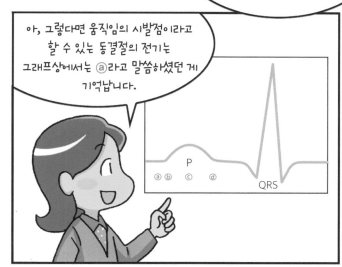

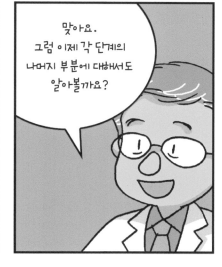

심방의 전기 흐름과 P파의 형성

🤓 심장 전기의 흐름을 이야기하기 위해, 우선 전기를 생성하는 동결절부터 다시 봅시다. 동결절이 어떻게 전기를 만들어 낼 수 있다고 했죠?

👩 동결절 세포는 이완기인 Phase 4에 slow spontaneous depolarization이 발생해 자동능, 즉 전기를 스스로 만들어 낼 수 있는 능력을 갖고 있다고 했습니다.

🤓 그렇죠! 그래서 동결절은 외부의 자극이 없어도 스스로 전기를 만들어 냅니다. 그런 다음 이렇게 만든 전기를 인접해 있는 심방세포에 뿌려 주죠. 그러면 심방세포는 스스로 전기를 만들지 못하지만 이렇게 받은 전기를 인접한 심방세포들로 계속 전달해 주고 심전도에는 P파가 나타나게 되며, 이때 기계적으로는 심방의 수축이 일어나게 됩니다.

심방 전기의 흐름

ⓐ 동결절의 전기 생성

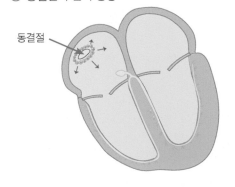

동결절

ⓑ 인접한 우심방 세포부터 전기 전달 - P파 시작

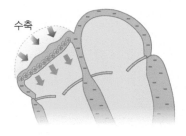

수축

ⓒ 우심방에서 좌심방으로 전기전도

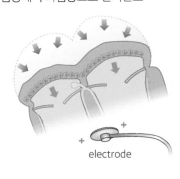

electrode

ⓓ 좌심방 끝에 전기전도 - P파 종료

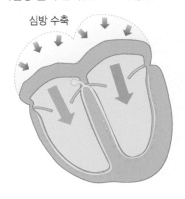

심방 수축

그럼 이번에는 아래의 그림으로 다시 심장 전기 흐름의 과정을 정리해 볼까요?

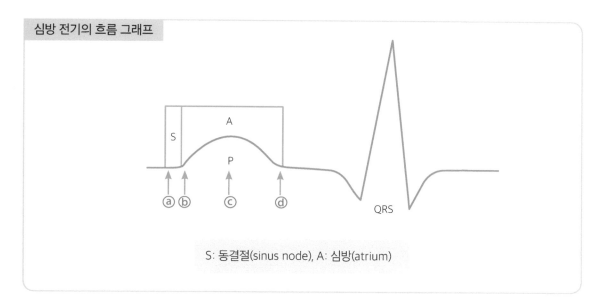

심방 전기의 흐름 그래프

S: 동결절(sinus node), A: 심방(atrium)

위의 그림에서 S는 동결절에서 전기를 만드는 과정을 표시한 구간입니다. 이렇게 만들어진 전기는 동결절 주변에 있는 우심방 세포에 전도되며 P파가 시작합니다. 이 전기는 다시 나머지 우심방과 심방중격을 거쳐 좌심방으로 퍼져 나가고, 마지막에는 좌심방의 가장 끝에 도달하게 되는데, S 다음의 이 전 과정을 거쳐 심전도에서는 P파가 완성되는 것입니다.

그러면 우심방의 전도가 모두 완성된 이후에야 좌심방으로 전도가 일어나나요?

아니요. 그렇게 생각하기 쉽지만 그렇지 않습니다. 그림으로 자세히 살펴볼까요?
우선 다음 페이지의 개념도를 보겠습니다. 동결절에서 우심방에 전달된 전기는 나머지 우심방을 향해 퍼져 나가지만 우심방의 끝에 도달하기 전에 이미 좌심방의 일부에 도달해 있습니다. 그래서 이때에는 우심방은 우심방대로 좌심방은 좌심방대로 전기가 동시에 흘러가게 되지요. 그러다가 어느 순간 우심방은 탈분극이 종료되고 이때부터는 나머지 좌심방에만 전기 전도가 이루어져, 결국 좌심방의 끝에 도달하면 P파가 종료되는 것이지요.

그러면 우리가 심전도상에 보는 P파는 사실 우심방 P파와 좌심방 P파가 합해진 것인가요?

맞습니다.

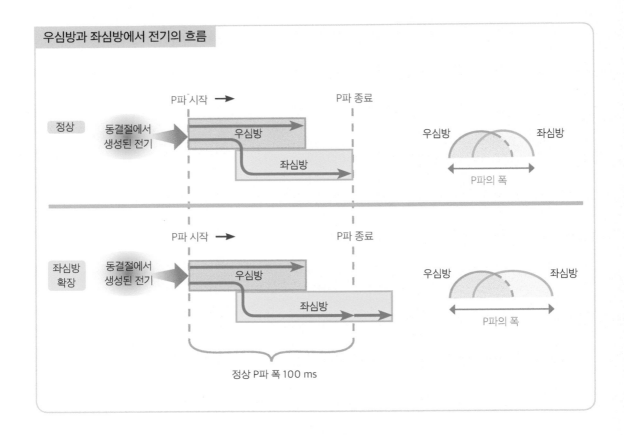

우심방과 좌심방에서 전기의 흐름

P파가 전체 심방에 전기가 흐르는 것인데, 그러면 그 시간이 얼마나 되나요?

좋은 질문입니다. 동결절에서 전기를 만드는 것은 심전도에 어떠한 파형도 만들지 못하고, 이 전기가 우심방의 첫 번째 세포에 떨어지는 순간 P파가 나타나며 좌심방의 마지막 세포에 전기가 도달하는 시간이 P파의 마지막에 해당합니다. 이 시간을 P파의 폭 (P wave duration)이라고 하는데 100 ms입니다. 작은 눈금 한 개가 40 ms라고 했죠? 그러면 P파의 폭인 100 ms는 심전도 기록지 작은 눈금으로 계산하면 얼마나 될까요?

작은 눈금 두 개 반에 해당합니다.

맞아요. 이제 척척 잘 계산하는군요~.

좌심방 확장의 심전도

👨 그런데 만일 병적으로 좌심방이 커져 있다면 심방의 전기 흐름에는 어떠한 변화가 생기며 심전도의 P파는 어떤 모양을 갖게 될까요?

👩 글쎄요….

👨 힌트를 줘야겠네요. 좌심방의 문제이므로 우심방 최초의 심방세포로부터 우심방 마지막 세포에 전기가 도달하는 데에는 문제가 없습니다. 따라서 우심방의 P파는 변화가 없어요. 또 좌심방의 첫 번째 심방세포에서 전기가 시작하는 시간도 다르지 않으므로 좌심방 P파의 시작은 동일합니다. 다만 좌심방이 커져 있기 때문에 문제가 생기죠.

👩 아, 좌심방이 커져 있으니까 그만큼 좌심방의 마지막에 전기가 도달하는 시간이 늘어지나요?

👨 정답이에요. 좌심방이 커진 만큼 좌심방 마지막 세포에 전기가 도달하는 시간이 늘어져 좌심방 P파가 늦게 끝나며, 따라서 전체적인 P파의 폭이 넓어집니다. 아래 그림을 한번 보세요. P파가 넓어질 뿐 아니라 우심방 P파와 좌심방 P파의 사이가 벌어지는 notching이 생기는데 예전부터 이것을 'p-mitrale'이라고 불러 왔습니다. 영어로는 '승모판 P파'라고 할 수 있는데, 과거에 승모판막 질환에서 좌심방이 커진 것을 발견해 이름을 붙이게 되었어요. 또 한 가지 좌심방 확장의 심전도 소견이 있어요. 흉부유도의 V1 입장에서 좌심방이 커지면 심방의 전기 전파 역시 자기로부터 멀어지는 흐름이 강하고 오래 지속되므로, P파의 후반부가 주로 아래로 가며 깊어지는 모양을 띠게 됩니다.

심방 확장의 심전도

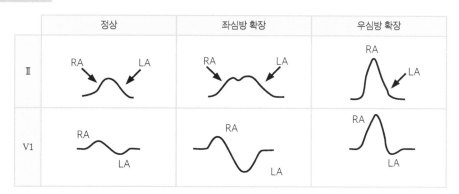

좌심방 확장이 발생하는 심장의 이상이 과거에는 승모판막 질환이 중요했다면 요즘은 심방세동이 중요합니다. 심방세동이 생기면 심방이 원활하게 수축 이완을 하지 못하므로 좌심방 확장이 생깁니다. 발작성 심방세동에서 앞으로 심방세동의 재발을 예측하는 데에도 좌심방의 확장 정도가 중요합니다.

우심방 확장에서는?

좌심방 확장은 이제 알겠습니다. 그러면 우심방 확장에는 어떤 변화가 오나요?

우심방은 왼쪽에 좌심방과 벽을 대하고 있고 P파의 후반부는 좌심방의 전기 흐름이 차지하고 있으므로 우심방 확장은 P파의 폭에 영향을 미치지는 못해요. 우심방 확장은 아래위로 길어지는 효과를 갖게 되어 아래로 향하는 심전도 유도인 Ⅱ에서 P파의 키가 2.0~2.5 mm 이상 커지는 것으로 나타납니다. 또 하나. 우심실이 좌심실의 앞에 있듯이 우심방도 좌심방의 앞에 나와 있습니다. 우심방이 커지게 되면 당연히 심방으로 흐르는 전기도 우심방 쪽, 즉 앞으로 강하게 나오며 이는 심전도 V1유도에서 P파의 키가 커지는 것으로 나타납니다.

좌심방 확장은 승모판 질환에서 나타난다고 했는데, 우심방 확장은 언제 나타나나요?

선천성 심질환이나 만성폐쇄성 폐질환(COPD)에서 폐고혈압이 생기고 이로 인해 우심실 비대가 생긴다고 한 말을 기억할 겁니다. 우심실 비대가 지속되면 우심방도 확장이 일어나게 됩니다. 그래서 우심방 확장으로 인한 P파의 변화를 'p-mitrale'에 견주어 'p-pulmonale'이라고 부른답니다.

우심방 확장의 심전도 Ⅲ유도

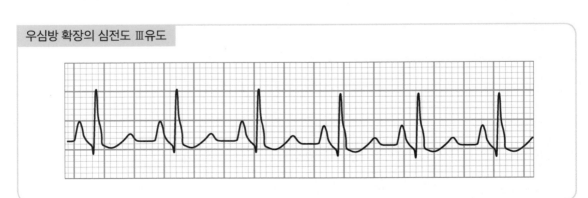

P파에서 관심을 갖고 봐야 할 것 – 전기 공급의 원천은?

이 심전도를 살펴 볼까요? 여기에서 심장의 전기 공급의 원천은 어디일까요?

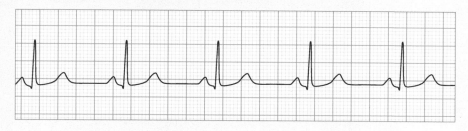

글쎄요. 모양이 눈에 익은대로 P QRS T가 순서대로 나오는 것을 봐서 당연히 동결절이겠지요?

일반적으로는 그렇죠. 그러나 만일 이 심전도가 aVR유도라고 해도 전기의 근원이 동결절이라고 말할 수 있을까요? aVR유도라면 P와 QRS가 모두 뒤집혀 나와야 정상, 즉 동결절에서 만든 전기가 심방과 심실로 흐르며 형성된 파형이라고 말할 수 있지요. 따라서 이 심전도 하나만 가지고 이것이 동결절에서 만들어졌다고 말할 수 없습니다.

심전도 분석할 때 심전도상의 모든 파형이 동결절에서 만들어 낸 전기로 형성된 것인지를 아는 것이 매우 중요합니다. 심전도 판독 시 정상인 경우 정상동조율(normal sinus rhythm)이라고 기술하는데, 동조율 혹은 sinus rhythm의 '동'과 'sinus'는 바로 동결절을 의미합니다. 즉 이 사람의 심전도 파형의 근원은 동결절이라는 의미입니다. 그러나 동결절에서 만들어 내는 전기는 매우 약해 심전도로 확인하는 것이 불가능하며, 따라서 아래의 몇 가지 간접적인 소견으로 동조율 여부를 판단하게 됩니다.

다음의 내용을 꼭 기억해주세요~!!

정상 동조율의 기준

1. P파의 정상 axis
2. 일정하고 정상인 PR 간격(120~200 ms)
3. 일정한 P파의 모양
4. 분당 60~100회

심방에서 심실로 – 방실전도계의 전기 흐름

이제까지 동결절에서 나온 전기가 양 심방을 거치며 어떻게 P파를 만들어 내는지, 그리고 P파의 이상에는 무엇이 있는지를 살펴보았습니다. 또 P파로 전기의 근원이 동결절인지를 확인하는 방법에 대해서도 배웠습니다. 이렇게 심방을 거친 전기는 어디로 향해 갈까요?

당연히 심실을 향해 가겠지요.

네. 그렇습니다. 심방과 심실은 바로 붙어 있지만 발생학적 원인으로 둘 사이에는 전기가 직접 흐르지 않습니다. 즉 심방과 심실을 이어주는 특수한 전기 전도계가 있고 이를 통해서만 심실로 전기가 전도됩니다. 아래의 파란색 부분이 바로 심장의 방실전도계를 보여 주고 있어요.

방실전도계

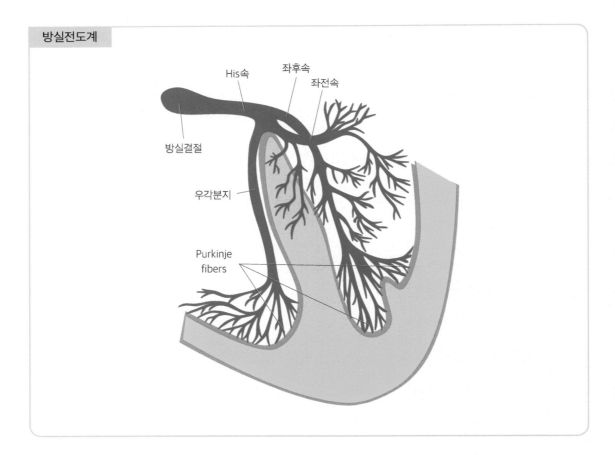

👩 방실전도계라면 심방과 심실 사이의 전기전도 시스템이라는 뜻이겠군요? 하나의 굵은 길이 잠시 진행하다가 셋으로 나뉘고, 점차 더 가늘게 마치 나무의 잔뿌리같이 나뉘어 심실의 내벽에 닿는 것이 보이는데요?

👨 나무의 잔뿌리라… 그럴싸한 비유군요. 우선 이 잔뿌리들을 위로 따라가 보세요. 위쪽 끝에 방실결절이 보이죠? 심방의 전기는 바로 이 방실결절로 전달되고, 그런 다음 His 속을 거쳐 양쪽 심실에 도달합니다. 학생이 말한 이 잔뿌리들이 바로 심실로 통하는 전선들인 것이죠.

👩 이렇게 많은 전선을 통해 심실에 전기가 전달되는군요! 그런데 우심실에는 굵은 전선이 하나가 들어가는데 좌심실로 가는 굵은 전선은 두 개네요?

👨 맞아요. 우심실로 들어 가는 굵은 전선을 우각분지(right bundle branch, RBB)라고 합니다. 반면에 좌심실로 가는 굵은 전선은 좌각분지(left bundle branch, LBB)라고 하는데, 이것이 바로 좌전속(left anterior fascicle, LAF)과 좌후속(left posterior fascicle, LPF)의 둘로 나뉩니다. 아마도 좌심실이 우심실에 비해 크기도 크고 기능도 더 중요하므로 안정적으로 전기를 공급하기 위해 전선을 두 개나 가지고 있는 것이겠지요.

👩 심실은 정말 치밀하게 설계되어 있네요!

👨 그렇습니다. 그리고 우각분지와 좌각분지로부터 이 가는 전선들이 뻗어나가 모든 심내막에 균등하게 쭉 퍼져 있는 것이 Purkinje fiber죠. 동결절에서 나온 전기가 심방을 거치고 방실전도계를 따라 흐르다가, 마지막으로 Purkinje fiber를 통해 심내막의 첫 번째 심실 세포에 떨어지는 순간이 바로 QRS파의 시작에 해당하며 심실의 수축이 시작되는 것입니다.

👩 그렇군요!

다음 그래프를 보면서 다시 한번 심방과 방실전도계의 전기 흐름의 관계를 정리해 볼까요?

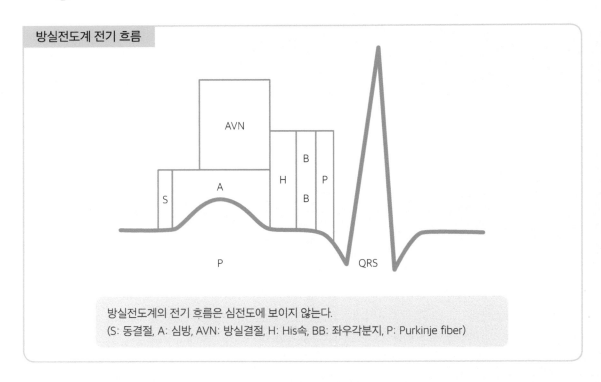

방실전도계 전기 흐름

방실전도계의 전기 흐름은 심전도에 보이지 않는다.
(S: 동결절, A: 심방, AVN: 방실결절, H: His속, BB: 좌우각분지, P: Purkinje fiber)

 언뜻 생각하면 우심방, 좌심방의 모든 심방이 전기적으로 활성화가 종료된 다음에, 즉 심전도상으로 P파가 종료된 이후에 방실결절을 거쳐서 심실로 전기가 갈 것 같죠? 하지만 그렇지 않습니다. 방실결절의 해부학적 위치는 우심방·우심실, 좌심방·좌심실의 가운데에 위치한 것이 아니라, 우심방에서 심방중격 쪽의 아래에 위치해 있습니다. 따라서 우심방의 아래 부분에 전기가 도달할 때쯤이면 방실결절에도 이미 전기가 도달해 있어, 한쪽으로는 방실결절로 가는 한편 다른 쪽으로는 좌심방으로도 가게 됩니다. 방실결절에 도착한 전기는 다음에 His속, 좌우각분지, Purkinje fiber를 거쳐 심실로 전도되는 것이죠!

 알겠습니다. 그런데 방실전도계의 전기 흐름을 심전도상으로 관찰할 수 있나요?

 동결절의 전기가 틀림없이 존재함에도 불구하고 심전도로는 나타나지 않듯이, 방실전도계의 전기 흐름도 심전도상으로는 알 수 없어요. 심장 내에 특수한 전극을 넣어 His속 근처에 대고 여기에서 나오는 미약한 전기 신호를 증폭하면 확인할 수 있습니다. 이를 'His속 전기도'라고 하는데, 임상 전기생리학검사(clinical electrophysiological study, EPS)의 기본이 이것입니다.

임상 전기생리학검사를 이용하면 심전도로 알 수 없는 방실전도계 내의 전기 흐름을 알 수 있다는 말씀이군요.

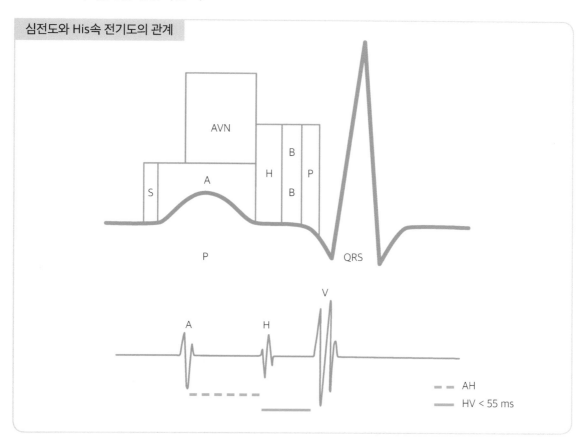

심전도와 His속 전기도의 관계

그래요. 예를 보며 설명하겠습니다. PR 간격은 동결절에서 나온 전기가 첫 번째 심방 세포에 전달되어 P파가 시작하는 순간부터, 경로를 따라 흐른 전기가 첫 번째 심실세포에 떨어지는 순간까지를 말하며, 주로 방실전도계의 전도 시간을 의미한다고 했지요? 정상으로는 그 시간이 200 ms 이내입니다. 그런데 만일 이 간격이 250 ms라면 어디에 문제가 있다고 생각해야 하나요?

방실전도계의 전기 전도에 드는 시간이 정상보다 많이 걸린다는 의미인가요? 방실전도계는 방실결절, His속, 좌우각분지(BB), Purkinje fiber로 구성되니까, 이중 어디에서인가 전기 흐름이 더디다는 뜻이겠네요?

맞아요. 이중 어디에서 전도가 늦게 되는지 알 수 있을까요?

방실전도계에 전기가 흐르는 것은 심전도에 나타나지 않으므로 알기 어렵겠는데요?

동결절에서 전기가 생성되는 것도 심전도로는 알 수 없잖아요?

그렇습니다. 흔히 약자로 EPS라고 하는 임상 전기생리학검사가 심장 내의 전기 흐름에 관한 정보를 제공합니다. 기본적으로 His속을 지나는 전기를 찾아 내어 그래프상에 그릴 수가 있게 됩니다. 여기에 심방을 지날 때 나타나는 A파와 심실에 전기가 흐를 때 나타나는 V파를 합하면 심장 내 전기도상에 전기 흐름은 A-H-V의 순서가 됩니다. 그리고 심전도에서 심방의 전기는 P파, 심실의 전기는 QRS파임을 생각하면 PR 간격이 A-H-V에 해당한다는 것을 알게 됩니다.

아, 그렇군요.

그러면 PR 간격은 EPS를 이용한 심장 내 전기도상에는 AH 간격과 HV 간격으로 나뉘게 됩니다. AH 간격은 주로 방실결절의 전도 시간을 표시하고 HV 간격은 His속으로부터 BB를 거쳐 Purkinje fiber 종료까지의 전도 시간을 표시합니다. 방실결절의 전도 시간은 늦은 편이며, 동결절같이 자율신경의 영향을 많이 받아 교감신경의 영향이 크면 빨라지고 부교감신경의 영향을 받으면 반대로 느려지며, AH 간격은 60~125 ms입니다. 반면에 His속 이하의 전도 시간은 빠른 편으로 HV 간격은 35~55 ms으로 자율신경계의 영향을 거의 받지 않습니다. HV 간격이 55 ms 이상이면 His-Purkinje계의 이상을 보여 주며, 나중에 더 큰 전도장애를 일으킬 가능성이 있으므로 주의해서 추적 관찰해야 합니다.

그러면 PR 간격이 250 ms이라면 A-H-V 간격도 길어지게 되고, 여기에는 두 가지 가능성이 있겠군요? AH는 길어져 있는데 HV가 정상이거나, AH는 정상인데 HV가 길어져 있는 경우 두 가지요.

그렇죠. 그렇다면 이 둘 중 어느 경우가 나중에 더 큰 문제를 일으킬까요?

당연히 HV가 길어진 경우겠지요. AH는 부교감신경의 영향으로도 일시적으로 길어질 수 있으니까요.

좋습니다.

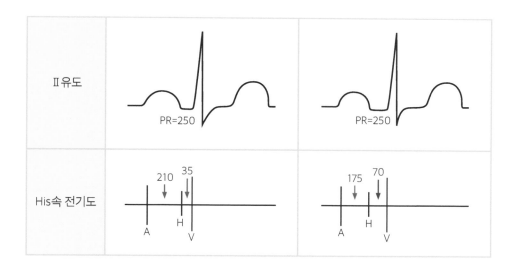

Ⅱ유도	PR=250	PR=250
His속 전기도	210 35 A H V	175 70 A H V

기억하자 12

PR 간격은?

- ☑ PR 간격 ; P의 시작시점 - QRS의 시작시점 < 0.2 sec
- ☑ P의 시작 ; 동결절에서 첫 번째 심방세포에 전기전달 시점
- ☑ QRS의 시작 ; Purkinje fiber에서 첫 번째 심실세포에 전기전달 시점
- ☑ PR 간격 ; 첫 심방세포로부터 첫 심실세포까지 전기 전달시간. 주로 방실전도 시간을 의미

심실의 전기 흐름과 QRS파의 형성

🤓 이제 심실에 도착할 때까지의 전기 흐름을 좀 이해했나요?

👩 네! 동결절에서 만든 전기는 우심방을 거치고 우심방 하단의 방실결절을 통해 His속과 양측의 bundle branch(BB)를 거쳐 Purkinje fiber에 도착합니다.

🤓 맞아요. 이렇게 해서 심실의 탈분극이 개시되는 것이죠. 그런데 심실의 부위 중 어디에 가장 먼저 전기가 닿을까요?

👩 음… 잘 모르겠습니다.

🤓 큰 심실 안에서도 전기는 심실중격에 가장 먼저 전달되어 탈분극을 일으킵니다. 특히 중격의 왼쪽에서 오른쪽으로 향하는 탈분극이 가장 먼저 일어납니다.

👩 심실중격은 중요한 역할을 하겠네요.

🤓 그렇죠! 조금 있다가 그것에 대해 다시 자세히 설명할 거예요. 우선 심실의 탈분극에 대해서 이야기하고 있으니까, 그 설명부터 하죠. 심실의 활동전위와 심전도를 동시에 표시한 다음의 그림을 보고 설명해 볼까요?

심실의 활동전위와 심전도

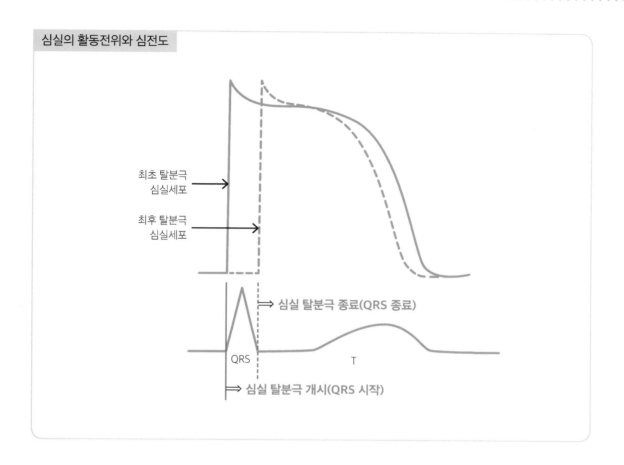

최초 탈분극
심실세포

최후 탈분극
심실세포

⇒ 심실 탈분극 종료(QRS 종료)

QRS

T

⇒ 심실 탈분극 개시(QRS 시작)

Purkinje fiber가 심내막에 분포하므로 당연히 심내막의 심실세포가 먼저 탈분극이 일어나며, 이 시점이 QRS의 시작점과 일치합니다. 그리고 심외막의 심실세포는 나중에 탈분극이 일어나고 이 시점은 QRS파의 종료점에 해당합니다.

맞습니다. 심실의 탈분극은 심내막으로부터 심외막 쪽을 향해 일어나며, 심전도의 QRS파에 해당하지요. 전체 심방에 전기가 흘러가는 데 80 ms가 걸린다고 했죠? 그런데 덩치가 훨씬 큰 좌우심실 전체가 탈분극하는 데 걸리는 시간도 80 ms 이내에 불과합니다.

80 ms이라면 작은 눈금 두 개에 해당하네요. 아… 이번에도 역시 놀라운데요. 어떻게 이런 일이 가능하죠?

👨‍🦳 심실의 전기 전도 설계는 아주 효율적으로 되어 있어요. 아까 우리가 본 Purkinje fiber 덕분이죠. 이 세밀한 전선들이 아주 균일하게 심실 내벽에 분포하고 있고 양쪽 bundle branch로 이미 모든 Purkinje fiber에 도달해 있던 전기 자극은 순식간에 심내막에서 심외막까지 퍼져 나가므로 이렇게 짧은 시간에 전체 심실이 탈분극을 마치게 되는 것이죠.

👩 정말이지 심실의 작동 방식은 잘 만들어진 기계처럼 정교하네요!

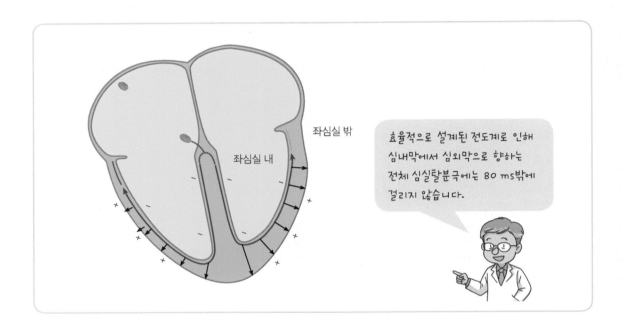

좌심실 밖

좌심실 내

효율적으로 설계된 전도계로 인해 심내막에서 심외막으로 향하는 전체 심실탈분극에는 80 ms밖에 걸리지 않습니다.

꼭 기억해주세요~!!

심실의 전기 흐름

AVN → His → BB → Purkinje fiber

· 심실 탈분극 개시(QRS 시작)

↓ IVS (L to R), 유두근

↓ 좌우 심실 심내막 → 심외막

↓ 기저부 심외막하 심실

· 심실 탈분극 종료(QRS 종료)

심실중격의 전기 흐름이 q파를 만든다

🤓 자, 그럼 심실중격의 전도에 대한 이야기를 해 볼까요? 심실은 꽤 큰데, 이 전체 심실에서 가장 먼저 전기가 뿌려지는 곳이 심실중격이고 특히 왼쪽에서 오른쪽으로 전기가 간다고 했죠?

🧑‍🦰 네! 전체 심실에서 심실중격이 가장 먼저 전기가 오면 가장 먼저 수축하는 곳도 중격이 되나요?

🤓 그렇습니다. 심실중격이 심장의 중앙에서 가장 먼저 수축하며 단단해지고 곧 뒤이어 양쪽 심실이 수축하게 되는데, 이 중격이 가운데에서 지지하는 역할을 하게 됩니다.

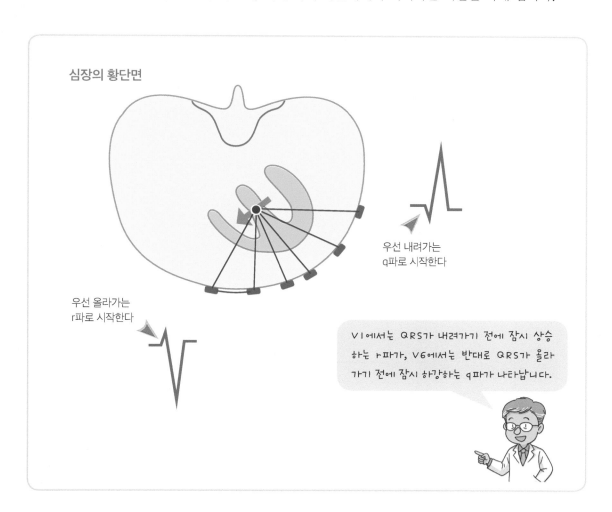

심장의 황단면

우선 내려가는
q파로 시작한다

우선 올라가는
r파로 시작한다

V1에서는 QRS가 내려가기 전에 잠시 상승하는 r파가, V6에서는 반대로 QRS가 올라가기 전에 잠시 하강하는 q파가 나타납니다.

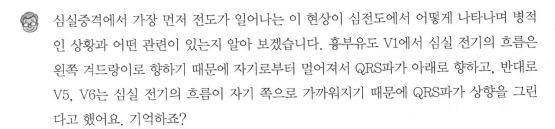

심실중격에서 가장 먼저 전도가 일어나는 이 현상이 심전도에서 어떻게 나타나며 병적인 상황과 어떤 관련이 있는지 알아 보겠습니다. 흉부유도 V1에서 심실 전기의 흐름은 왼쪽 겨드랑이로 향하기 때문에 자기로부터 멀어져서 QRS파가 아래로 향하고, 반대로 V5, V6는 심실 전기의 흐름이 자기 쪽으로 가까워지기 때문에 QRS파가 상향을 그린다고 했어요. 기억하죠?

네.

V1에서 QRS파는 아래로 향하는 게 맞습니다. 그러나 심실탈분극이 가장 먼저 일어나는 시점, 즉 QRS파의 가장 초기에 중격의 왼쪽에서 오른쪽을 향하는 전기는 V1을 향하므로 이것이 잠시 상향파를 보이게 되어 약간 올라갔다 깊이 내려가는 rS의 형태를 보입니다. 반면 V6에서는 전체적인 전기의 흐름이 자기를 향하므로 QRS파가 상향을 그리게 되나, 그 직전에 심실중격의 전도가 반대편을 향해 잠시 일어나므로 작은 q파를 나타내 잠시 내려갔다 크게 올라오는 qR의 모양을 갖게 됩니다. 이 작은 q파를 '중격 q파', 'septal q wave'라고 합니다. 이런 중격 q파는 V5, V6나 I유도, aVL유도에서 나타납니다.

기억하자 13

- ■ small q는 septal q를 의심한다.
- ■ septal q는 주로 V5, V6에서 보이고 V1, V2에서는 small r로 나타난다.
- ■ Q wave는 비후성 심근증, 심근경색과 감별해야 한다.

Quiz
10

심실의 탈분극이 가장 먼저 일어나는 곳은 심실중격의 좌측에서 우측으로 향한다고 했고, 그 결과 작은 q파가 나타납니다.

그런데 어떤 사람에게 이 q파가 매우 깊게 나타난다면 무엇을 의심할 수 있을까요?

음… 어렵네요. 심실중격에 전기가 통과하는 데 시간이 많이 걸린다는 뜻인가요?

맞아요. 근육량이 많아지면 전기를 끌고 가는 힘이 강력해지니 당연히 q파가 깊어져 Q파가 됩니다. 심실근육이 두터워지는 심장병인 비후성 심근증에서 심실중격이 비후되면 이런 소견을 볼 수 있습니다.

그 외에도 이 septal q 파가 갖는 임상적 중요성은, Q파가 심근경색증에서 나타나므로 감별을 필요로 한다는 데 있어요. 심근경색증의 Q파를 병적인 Q파(pathologic Q wave)라고 하는데, 정상적인 septal q와 달리 깊이가 4 mm 이상이거나 R파의 1/3~1/4 이상 또는 폭이 40 ms 이상으로 정의됩니다.

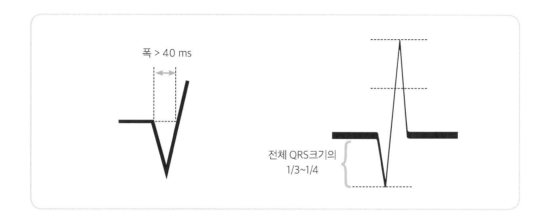

폭 > 40 ms

전체 QRS크기의
1/3~1/4

좌심실 비대 시 심실 전기 흐름은?

우리는 이제 좌심실 비대 시 심전도상에 어떠한 변화가 오는지를 이해하고 있지요?

네. 정면에서 보았을 때 심실 전기의 흐름은 왼쪽 어깨를 향하므로 LAD이고, I유도에서는 상향 QRS, aVF유도에서는 하향 QRS입니다. 흉부유도에서는 좌심실 비대가 생겨도 전기 흐름의 방향은 정상과 같이 왼쪽 겨드랑이 쪽을 향하고 그 힘이 크므로 V1, V2에서는 깊은 S파, V5, V6에서는 큰 R파를 보입니다.

여기까지가 우리가 앞에서 배워 알고 있는 것이죠. 그런데 심실 전기 전달의 시간과 관련하여 하나 더 알아야 할 것이 있어요. QRS파의 폭은 심실내막으로부터 심실외막까지 전기가 도달하는 데 걸리는 시간입니다. 따라서 심실 비대가 있으면 이 시간이 좀 더 걸리며, 그림에서와 같이 QRS파 폭이 좀 더 넓어지게 되는 것입니다.

좌심실 비대 시 심실 전기 흐름은?

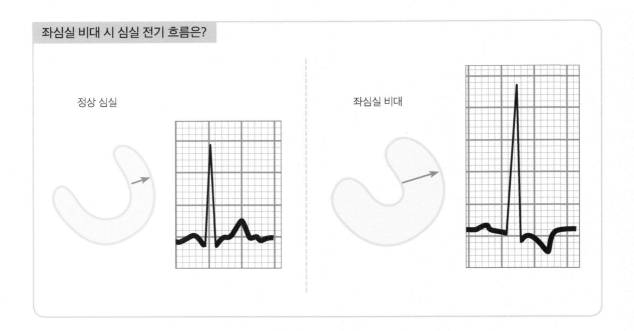

정상 심실　　　　　　　　　　　　　좌심실 비대

우각차단의 심전도

정상적인 심실의 전기 흐름은 흉부유도 V1에서 아래를 향한다는 것을 잘 알고 있죠?

예, V1이 (+)전극이고 심실의 전기는 왼쪽 겨드랑이를 향해 V1에서 멀어지므로 아래로 향합니다.

좋아요. 또 V1에서 QRS파가 아래를 향하지 않는 경우에는 무엇이 있나요?

우심실 비대가 있으면 전기가 앞쪽으로 끌려오며 V1에서 QRS파가 위로 향한다고 했습니다.

아주 열심히 공부했군요. 자 그러면 이 심전도를 살펴볼까요?

V1에서 올라가는 파형이 내려가는 파형보다 크고 올라가는 파형이 두 개로 나누어져 있네요.

답을 먼저 이야기한다면 이 심전도는 우각차단(right bundle branch, RBBB)의 심전도 소견입니다. 마치 토끼 귀를 연상시킵니다. 혹은 알파벳 M자와 비슷하기도 하지요.

토끼의 귀요?

다음 그림을 한번 보세요.

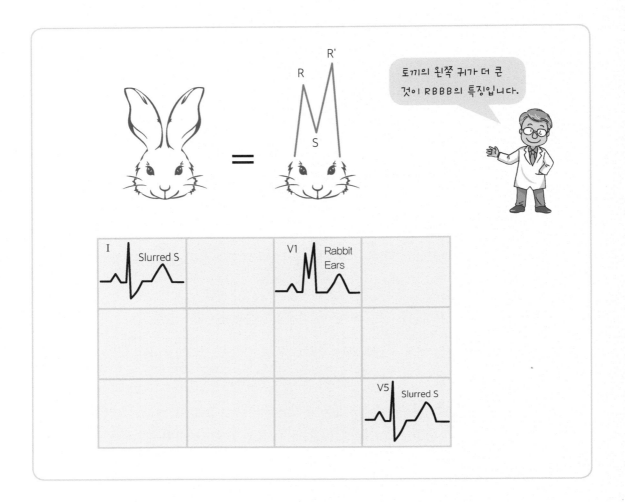

토끼의 왼쪽 귀가 더 큰 것이 RBBB의 특징입니다.

정말 토끼 귀 모양을 닮았네요?

맞아요. 그래서 우리는 V1유도에서 보이는 이런 전형적인 모양을 보고 RBBB를 진단할 수 있는데, 특히 왼쪽 귀가 더 큰 것이 RBBB의 특징이죠. 오른쪽이 큰 경우는 RBBB가 아닙니다.

그런데 RBBB는 왜 왼쪽 귀가 더 큰가요?

V1유도에서는 심실의 전기가 모두 자기 쪽에서 멀어져 가는 방향이므로 QRS는 아래로 내려간다고 했죠? 그런데 그 전에 잠깐 자기 쪽으로 오는 전기파가 있어 내려가기 전에 살짝 올라가는 파형이 나온다는 것을 기억하나요?

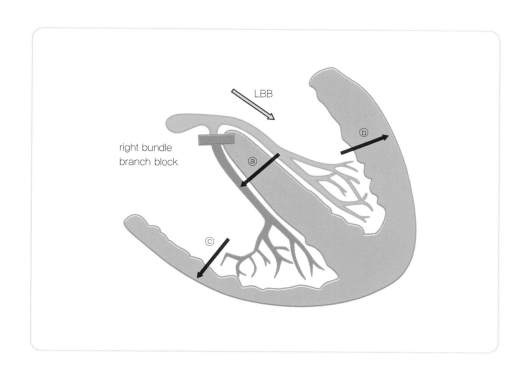

네. 심실 전기 활동의 처음에 심실중격의 왼쪽에서 오른쪽으로 향하는 전기 흐름으로 V6에서는 잠시 작은 q가 나타나고 V1에서는 반대로 작은 r이 나타나는 현상이 있다고 하셨죠.

맞아요. 잘 들어보세요. 우각차단이 있어서 우각분지(RBB)로는 전기가 못 가지만, 좌각분지(LBB)는 멀쩡하므로 심실중격의 왼편에서 오른편으로 가는 septal activation이 정상적으로 일어납니다(ⓐ). 그 결과 V1에서 처음 살짝 올라가는 r파가 나타나고 이것이 바로 토끼의 오른쪽 귀가 됩니다. 그 다음 RBB는 전기가 흐르지 못하고 LBB로, 우선 좌심실 쪽으로 전기가 흐르기 때문에(ⓑ) V1에서는 자기로부터 전기가 멀어져 아래로 깊이 내려가는 S를 보입니다. 그 다음에 우심실은 여전히 전기 공급을 못 받고 좌심실로 갔던 전기가 돌아나오면서 우심실 쪽으로 향해 오는데(ⓒ), 이 전기가 바로 rSR'의 R' 즉 토끼의 왼쪽 큰 귀에 해당합니다. 심실 전체의 전기 흐름은 시간이 많이 걸려 QRS파의 폭이 120 ms 이상으로 매우 넓어집니다.

V6는 좌심실을 반영하는데 ⓑ에서 자기쪽으로 왔던 전기가 돌아나가며(ⓒ) 멀어지므로 QRS 후반에 s파의 형태로 나타나게 됩니다.

우각차단 심전도

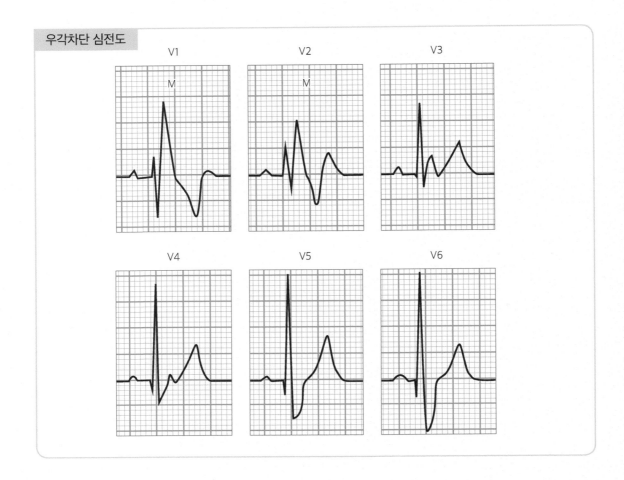

우각차단이 V1에서 토끼 귀를 보인다면, 좌각차단이 있는 경우 심전도가 어떤 형태를 갖게 되나요?

전도차단이 발생하면 우각이든 좌각이든 심실 탈분극 과정이 늦어지며 QRS파의 폭이 120 ms 이상으로 넓어지게 되지요. 좌각차단이 생기면 심실중격의 왼쪽에서 오른쪽으로 진행되던 정상 초기 탈분극 과정인 septal activation은 이루어지지 않고, 반대로 심실중격의 활성화는 우측에서 좌측으로 일어날 수밖에 없어요. 따라서 I 유도, aVL, V5, V6에서 보이는 정상적인 중격 Q파를 볼 수 없게 됩니다. 좌각차단의 심전도 소견은 심실 내 전도 지연으로 인해 120 ms 이상으로 폭이 넓은 QRS파가 보이며 V1에서는 작은 r파나 혹은 QS파를 보이는 반면, V6에서는 폭이 넓고 모두 위를 향하는 상향파를 보이게 되지요.

좌각차단 심전도

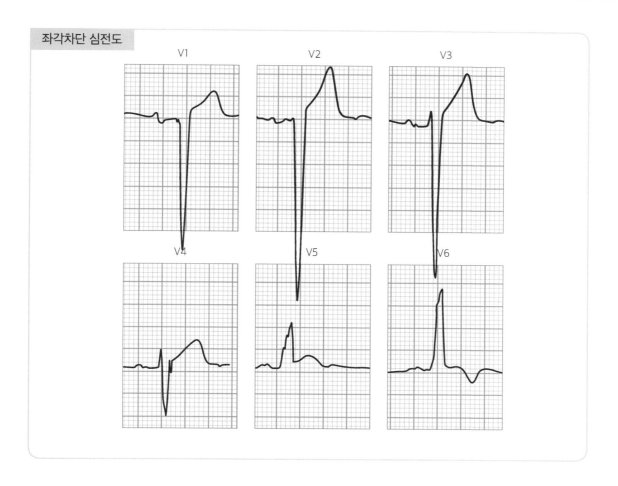

😀 좌각분지는 좌전속(LAF)과 좌후속(LPF)의 둘로 나뉘잖아요. 좌각차단은 이 두 가지가 모두 전도차단이 생기는 것일 텐데, 그중 하나에만 전도차단이 생기는 수도 있나요?

😄 물론이지요. 이 둘 중 어느 하나만 차단되는 경우에는 QRS폭이 넓어지지는 않고 전면에서 QRS axis를 변화시키는데, 좌전속차단(left anterior hemiblock, LAHB)은 좌축편위(LAD), 좌후속차단(left posterior hemiblock, LPHB)은 우축편위(RAD)를 보이게 됩니다.

🔵 기억하자 14

- ◼ RBBB, LBBB 모두 QRS 폭은 120 ms 이상이다.
- ◼ RBBB는 V1에서 토끼 귀의 모양을 보이며 왼쪽 귀가 더 크다.
- ◼ LBBB는 septal q가 없어지고 V6에서 wide upright R을 보인다.

V1에서 QRS는 아래로 내려가야 하나 올라가는 경우도 있다

이렇게 해서 우리는 V1유도에서 QRS파가 정상적으로 내려가지 않고 위로 올라가는 경우를 두 가지 알게 되었어요. 무엇인가요?

네. 우심실 비대(RVH)와 우각차단(RBBB)입니다.

좋아요. 한 가지가 더 있어요. 심실은 정상적으로는 전기를 만들지 못한다고 했죠? 그러나 병적인 상황에서는 전기를 만들어 내는 수도 있어요. 어떻게 전기를 만드는지는, 다음에 배울 '부정맥의 발생기전'에서 자세히 설명을 할 겁니다. 어쨌든 좌심실의 어느 곳에서 비정상적인 전기를 만들어 낸다면 QRS의 모양은 어떨까요?

우선 전기 흐름의 방향은 좌심실에서 우심실로 흐를 테니, V6에서는 멀어져 가므로 아래로 내려가는 QRS파를, V1에서는 자기 쪽을 향해 가까이 오므로 오히려 위로 올라오는 QRS파를 예상할 수 있겠군요. 또 정상적인 전기 전도계를 통하지 않고 좌심실에서 우심실로 전기가 천천히 흐르게 되어 심실 전체에 전기가 흐르는 시간이 길어지고 QRS파의 폭이 넓어지겠네요.

아주 정확합니다. 정상적인 전도에 의해 형성되는 심실수축이 아니라 그 외로 발생한다는 의미로 이를 심실 기외수축(ventricular extrasystole)이라고 해요. 심실조기수축(ventricular premature beat, VPB, VPC)이 여기에 해당합니다. 이 심전도 흉부유도를 보세요. 정상적인 QRS에 뒤이어 세 개의 심실 조기수축이 연달아 나오는데 이를 심실빈맥이라고 부릅니다. 모양을 보면 V1에서는 upright, V6에서는 invert되어 있죠? 좌심실에서 발생한다는 것을 알 수 있지요.

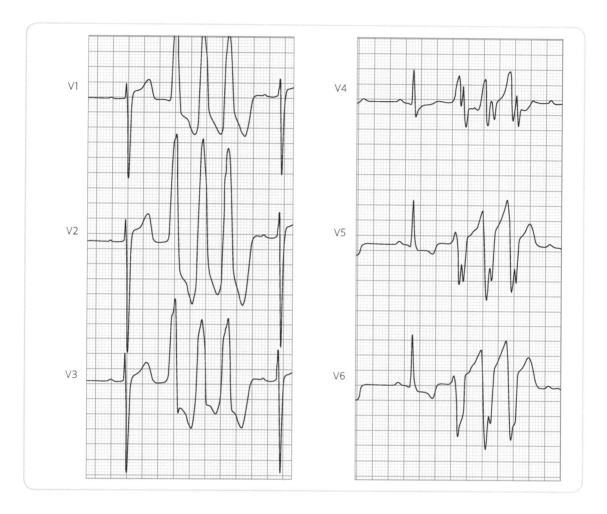

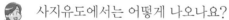 사지유도에서는 어떻게 나오나요?

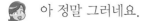 사지유도를 살펴볼까요? 첫 번째 나오는 좁은 폭의 정상 QRS의 axis는 60도 정도로 정상인
데, 넓은 폭의 심실빈맥 QRS의 axis는 Ⅰ유도에서 약간 아래로 내려가므로 오른팔을 향하
고 있고 aVF에서는 뒤집혀 있으므로 위를 향합니다. 또 aVR유도에서는 크게 상향을 그리므
로 자기 방향 즉, 오른팔을 향하고 있어요. 즉 우상을 향하는 'no man's land'를 향하고 있
군요. 다 잊어버린 건 아니겠지요. 기억이 희미하면 빨리 앞으로 돌아가서 복습하고 오세요.
그리고 Ⅱ유도와 Ⅲ유도 모두에서 깊이 뒤집혀 있지요? 이것은 비정상 전기의 흐름이 심실
의 매우 아래 부분에서 시작되어 위를 향한다는 것을 의미합니다. 따라서 흉부유도와 사지
유도를 종합하면 이 심전도에서 비정상적인 전기, 즉 심실빈맥은 좌심실의 매우 아래에 있는
부분인 심첨부(apex) 근처에서 발생한 것을 추정할 수 있어요.

아 정말 그러네요.

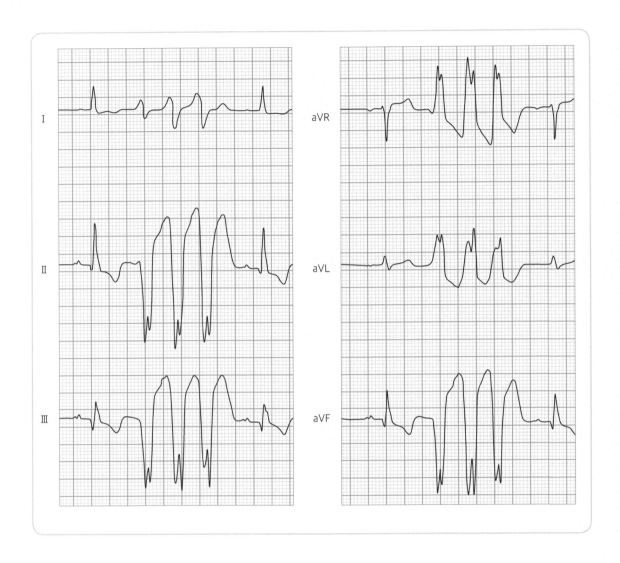

기억하자 15

■ V1에서 upright QRS는 다음의 셋 중 하나이다.

1. RVH로 전기를 앞으로 끌어 당겨서

2. RBBB로 우선 좌심실로 갔던 전기가 우심실로 돌아오며

3. 좌심실의 어느 곳에서 전기를 만들어 우심실 방향으로 오게 되면서

심전도로 심실에서 만드는 비정상적인 전기 발생의 위치도 알 수 있다

심실 기외수축이 좌심실에서만 생기지는 않을 것이고 우심실에서 생기면 어떤 모양일까요?

한번 생각해 볼까요?

심실 전기는 우심실에서 좌심실 쪽으로 흐를 것이므로 V1에서는 QRS가 아래로 내려가는 모양을 보일 것이고 V6에서는 자기를 향하므로 위를 향하는 모습이니 정상적인 흐름과 유사하겠네요. 다만 QRS의 폭은 넓겠어요.

맞아요. 흉부유도에서는 이런 모양입니다.

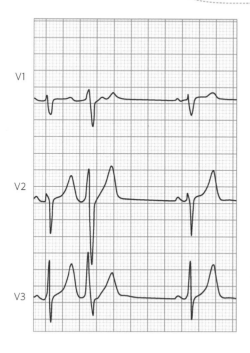

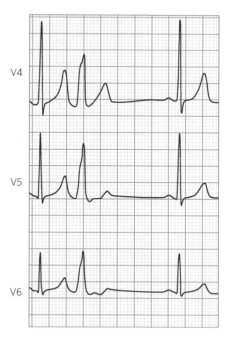

그리고 사지유도에서 다음 페이지의 심전도 모양을 보였는데 우심실의 어느 부위에서 발생하는 조기수축일까요?

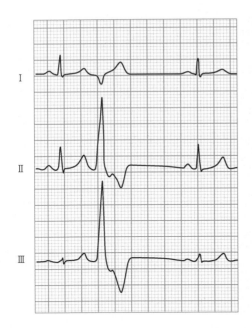
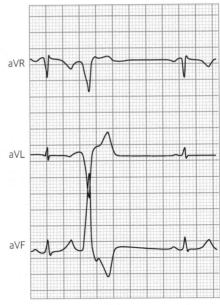

우선 aVR과 aVL에서 모두 invert되어 있으니 양팔에서는 멀어지고 있다. 즉 아래로 내려간다는 뜻이고 아래쪽을 향하는 II, III, aVF 세 유도 모두에서 키가 크고 올라가 있다는 것은 위에서 아래로 내려오며 힘이 강력하다는 의미겠네요.

좋아요. 그렇다면 아마 우심실에서도 가장 위쪽에서 만들어져 아래를 향하는 심실조기수축으로 생각됩니다. 이런 경우는 대개 우심실의 가장 위쪽인 폐동맥과 연결되기 직전의 우심실 유출로에서 발생하는 경우에 해당합니다.

이렇게 정확하게 발생 부위를 추정해야 하는 이유가 있나요?

좋은 질문입니다. 최근에는 전극도자절제술이라는 특수치료를 부정맥의 치료에 이용합니다. 시술 전에 심전도를 상세히 분석함으로써 부정맥 전문의가 찾아서 제거해야 하는 부정맥 발생 부위를 어느 정도 알고 시술에 들어가니 시술 시간을 줄이고 정확도를 높일 수 있답니다.

아, 정말 대단하군요.

정상 심장의 전기 흐름을 되돌아 볼까요?

 우리는 지금 정상 심장의 동결절에서 생성된 전기가 심방으로 흐르고 방실전도계를 거쳐, 심실을 흥분시키며 P파와 QRS파를 형성하는 과정이 어떻게 이루어져야 정상인지 공부하고 있어요. 그동안 공부한 것을 복습해 볼까요? 머릿속으로 전기의 흐름을 상상하면서 기억을 되살려 보세요.

1. 동결절에서 만들어진 전기가 첫 번째 심방세포에 도달해 P파가 발생하기 시작하며 이 전기는 좌심방을 향해 퍼져 나가고 좌심방의 마지막 세포가 탈분극하는 순간 P파가 완성된다.

2. 심방의 전기 흐름은 우상에서 좌하를 향하므로 사지유도 I , II와 aVF에서 위로 올라가는 정상 P파 축을 보인다.

3. 전체 심방의 탈분극이 완성되는 시간, 즉 심전도상 P파의 폭은 100 ms이다.

4. 우심방을 거친 전기는 우심방 내의 하단에 있는 방실결절과, His속, 우각분지 및 좌각분지를 통해 Purkinje fiber에 전달되고 Purkinje fiber가 심내막에 있는 심실세포에 처음 전기가 전달되는 순간부터 QRS파가 시작된다.

5. 동결절에서 나온 전기가 심방과 방실전도계를 통해 첫 번째 심실세포에 도달하는데 걸리는 시간, 즉 심전도상의 PR 간격은 200 ms 이내이다.

6. 심내막에서도 특히 심실중격의 좌측에 가장 먼저 탈분극파가 도달해 중격의 왼쪽에서 오른쪽으로 흐르는 전기 흐름으로 인해 septal q파가 생긴다.

7. 심실은 Purkinje fiber가 분포한 심내막의 심근세포부터 탈분극을 개시하며 심외막 쪽으로 탈분극이 진행하여 전 심실세포의 탈분극이 완료되는 QRS파의 폭은 매우 짧아 80 ms 이내이다.

8. 심실의 전기 흐름은 우상에서 좌하를 향하므로 사지유도I , II와 aVF에서 위로 올라가는 정상 axis를 보인다.

9. 심실의 전기 흐름은 앞가슴에서 왼쪽 겨드랑이를 향하므로, 흉부유도 V1에서는 아래로 내려가며 V6에서는 위로 올라가는 모양이 정상이다.

심실의 흥분성 회복 – 재분극파 T파의 형성

심실의 가장 중요한 기능은 펌프로서 수축하는 기능이죠? 전기적으로는 심실은 탈분극하면서 기계적으로는 수축을 합니다. 심실은 수축을 평생 반복해야 하는데, 일단 발생한 수축은 이완이라는 과정이 있어야 다시 수축하게 됩니다.

네. 그럼 이 이완 과정을 흥분성 회복이라고 하는 건가요?

맞아요. 세포 외에 있던 양이온이 세포 내로 들어오면서 탈분극이 된다고 했죠? 그런 후 다시 세포 내에 있던 양이온이 세포 외부로 빠져나가게 되는 과정이 이루어지는데, 이것이 재분극이고 곧 흥분성 회복입니다.

네.

이것을 심전도로 보면 QRS파는 심실의 탈분극, 즉 흥분 과정이고 T파는 재분극, 즉 흥분성 회복을 나타내는 것이죠. 우리는 이미 심전도에서 P파와 QRS파가 어떻게 나타나는 것이 정상인지 배웠어요. 이제는 남아 있는 T파가 어떻게 나타나는 것이 정상인지, 왜 그렇게 나타나는지를 공부할 겁니다.

네. 너무 알고 싶습니다.

앞에서도 한 번 본 오른쪽의 그림은 심실의 심실내막과 심실외막의 탈분극과 재분극 과정을 나타낸 것이죠. 그런데 이 그림에 좀 이상한 점이 있습니다. 우선 탈분극하는 부분을 보면 심실내막의 탈분극이 먼저 시작하고 뒤이어 심실외막의 탈분극이 시작하죠? 그런데 재분극은 심실내막과 심실외막 둘 중 어디에서 먼저 일어나나요?

심실내막에서 탈분극이 먼저 일어나니까 당연히 재분극도 심실내막에서 먼저 일어나지 않을까요?

역시 그럴 것 같죠? 그런데 아닙니다. 먼저 탈분극한 세포들이 당연히 먼저 재분극해야 할 것 같은데, 반대의 양상을 보여요. 먼저 탈분극한 세포들이 더 늦게 재분극합니다.

심실의 활동전위와 심전도

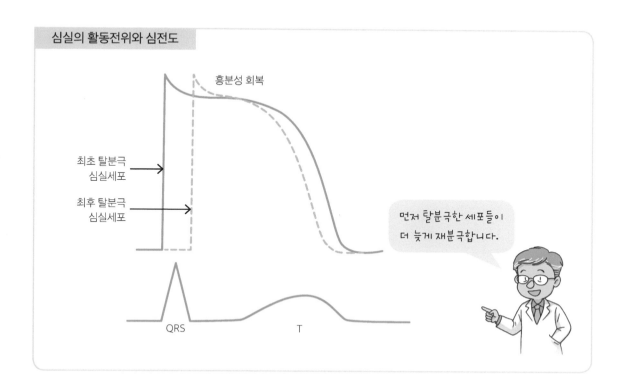

흥분성 회복

최초 탈분극
심실세포

최후 탈분극
심실세포

먼저 탈분극한 세포들이
더 늦게 재분극합니다.

QRS   T

😮 놀랍네요!

😎 먼저 탈분극한 세포들이 더 늦게 재분극한다는 것이 굉장히 파격적이죠?

😮 네…. 역시 심장의 전기 흐름은 신비로운 것 같아요.

😎 하하. 그렇죠. 지금 우리는 T파의 모양에 대해 공부하고 있는데, 결론적으로 T파는 QRS파와 같은 방향으로 움직입니다. 다시 말하자면 I유도에서는 QRS파가 위로 향하는데 T파도 마찬가지로 위를 향하며, aVR유도에서는 QRS파가 하향이듯 T파도 뒤집혀 있다는 것입니다. 이때 P파도 같은 방향으로 움직인다는 것을 잘 기억하세요.

😮 기억하기는 쉽고 좋은데, 왜 그런지 이유도 설명해 주시면 좋겠습니다.

심전도의 가장 중요한 기본 원칙, '전기의 흐름(탈분극)이 (+)전극을 향해 올 때 파형은 위로 올라간다'는 것을 잊지 않았죠? 밑의 그림에서 (+)전극이 심실외막 밖에 있죠. 그래서 심실의 탈분극이 (+)전극을 향해 다가오고 있으므로 QRS파는 위로 올라갑니다. 그런데 그 이후 재분극은 심실내막이 아니라 심실외막의 세포가 먼저 재분극하고 재분극은 심실외막에서 심실내막으로 향해 진행합니다. 만일 재분극이 탈분극과 마찬가지로 심실내막에서 심실외막쪽으로 진행한다면 재분극의 심전도인 T파는 올라가나요, 내려가나요?

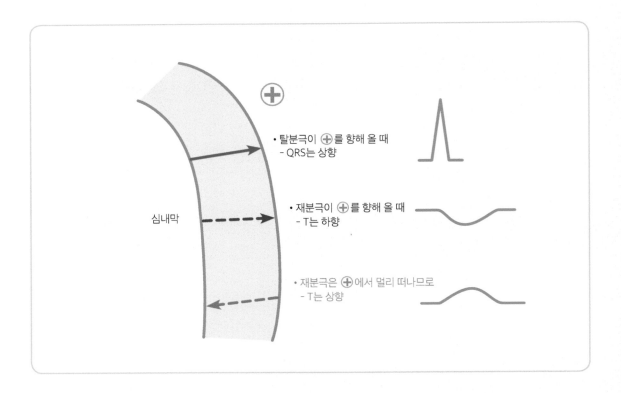

- 탈분극이 ⊕를 향해 올 때
  - QRS는 상향

- 재분극이 ⊕를 향해 올 때
  - T는 하향

- 재분극은 ⊕에서 멀리 떠나므로
  - T는 상향

심내막

심전도는 탈분극이 (+)전극 쪽으로 가까이 오는 것을 상향으로 그리는 것을 원칙으로 고안되었고, 재분극은 반대이기 때문에 T파는 뒤집혀야 합니다.

맞습니다. 그런데 재분극은 심실내막에서 심실외막 쪽으로 진행하는 것이 아니고 심실외막에서 심실내막 방향으로 진행하므로, 뒤집힌 T파가 다시 뒤집혀 오히려 서 있는 T파의 모양을 갖게 되는 것이랍니다.

알듯 말듯 복잡하네요.

하하. 집에 가서 곰곰이 생각해 보세요. 이해가 될 거예요. 그리고 이러한 심실의 재분극은 탈분극에 비해 시간이 훨씬 많이 걸립니다. 심전도로는 QT 간격으로 측정하는데, QRS파의 시작 시점으로부터 T파의 종료 시점까지로 정의합니다. 여기에 QRS파의 폭이 포함되어 있어 엄밀히 말하면 심실의 탈분극과 재분극에 걸리는 시간을 같이 의미하나, 탈분극에 걸리는 시간이 상대적으로 매우 짧은 것과 측정상의 편의를 고려해 QT 간격을 재분극으로 해석합니다. 심실 재분극에 걸리는 시간, 즉 QT 간격은 심박수의 영향을 많이 받고 심박수가 빠르면 짧아지고 반대로 심박수가 늦어지면 길어지므로 엄밀히 정하기는 어렵습니다. 보통 RR 간격, 즉 QRS파와 다음 QRS파 간격의 절반 정도를 넘지 않아 평균 400 ms, 즉 큰 눈금 두 개 이내라고 기억하세요. 심박수로 보정하기도 합니다.

심방은 재분극하지 않나요?

심실이 탈분극과 재분극을 되풀이하는 과정이 있듯이 심방도 수축과 이완을 하려면 탈분극과 재분극을 반복하죠. 그리고 이런 현상이 심전도에 나타나야 하겠죠? 심방의 탈분극은 P파로 나타나는데, 그렇다면 심방이 재분극하는 파는 어디에 있지요?

음…. 잘 모르겠습니다.

심실과 마찬가지로 심방도 재분극을 하며 심실의 재분극 T파에 해당하는 파를 만듭니다. 심실의 탈분극파인 QRS파는 키가 커서 눈에 잘 들어오지만, 재분극파인 T파는 QRS파에 비해 몹시 작지요. 심방의 탈분극 P파는 그렇지 않아도 키가 작은데 심방의 재분극파는 더욱 작아 잘 보이지도 않습니다. 그런데 더구나 심방의 재분극파가 나오는 시점은 QRS파가 나오는 시점과 거의 비슷해 거기에 묻혀 잘 보이지 않습니다. 또 임상적인 중요성도 크지 않아 관심을 끌지 못하는 신세랍니다.

기억하자 16

■ 심실의 재분극은 탈분극과 달리 심외막에서 시작한다.

■ 심실의 재분극 T파는 QRS파와 같은 방향으로 움직인다.

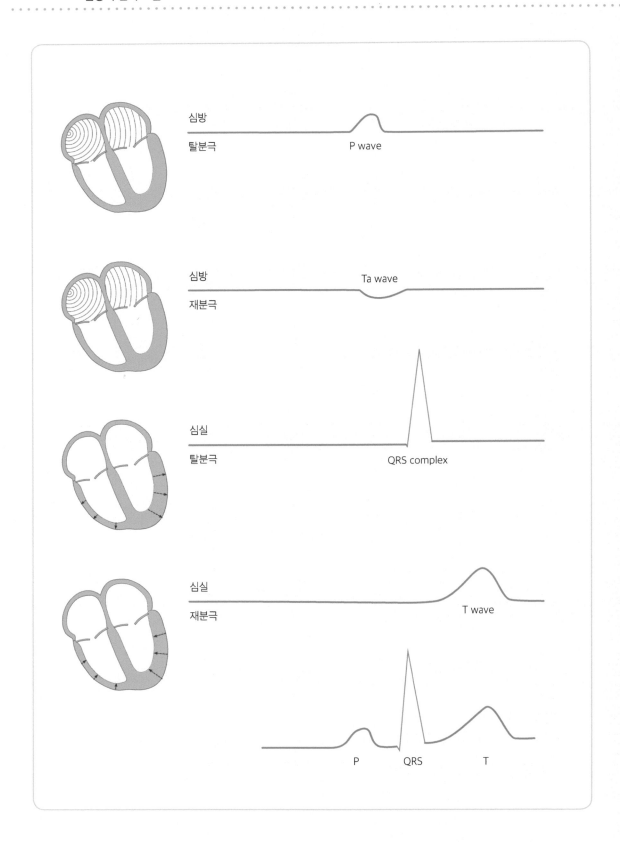

심방
탈분극
P wave

심방
재분극
Ta wave

심실
탈분극
QRS complex

심실
재분극
T wave

P
QRS
T

QT 간격이 길면?

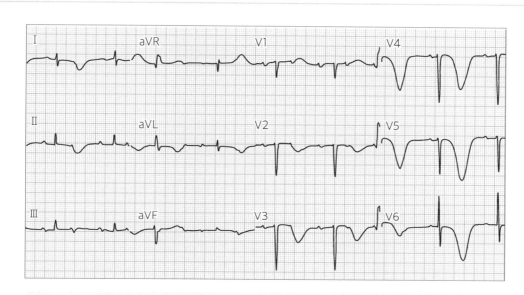

QT 간격은 Q파의 시작 시점으로부터 T파의 종료 시점까지의 간격으로 400 ms 이하이거나 RR간격의 1/2 이하가 정상이다.

이 심전도를 보고 QT 간격을 측정해 볼까요?

QT 간격은 Q파의 시작 시점으로부터 T파의 종료 시점이라고 하셨는데, II유도에서 QT 간격은 큰 눈금 세 개 즉 600 ms니까 길어져 있네요. 그런데 III유도를 보면 T파의 종료 시점을 알기 어려워, 정확히 측정하기가 어렵습니다. 참 V5유도에서는 T파가 깊이 뒤집혀 있고 QT 간격이 큰 눈금 4개에 가까우니 자그마치 800 ms 정도 되는 것 같은데 어떤 것이 이 심전도에서 정확한 QT 간격인가요?

심실의 재분극기는 심실 부위에 따라 조금씩 다릅니다. 따라서 QT 간격도 심전도의 각 유도에 따라 조금씩 달리 나타나는데 여러 유도 중에서 가장 길게 측정되는 QT 간격을 선택합니다. 그 이유는 전체 심실에서 재분극을 모두 마치는 시점 즉 가장 늦게 나타나는 T파의 종료점을 재분극기의 완료 시점으로 판단하기 때문입니다. 따라서 가장 길게 측정된 QT 간격인 800 ms가 이 심전도의 QT 간격인 것이죠.

그렇군요. 한 사람의 여러 심전도 유도에서 QT 간격에 차이가 많이 나는 것은 괜찮은 건가요?

좋은 질문입니다. 심장근육에 전기가 흘러 흥분하고 또 재분극을 통해 흥분성을 회복하는 과정이 짧은 시간 내에 통일되어 나타나는 것이 좋습니다. 활동전위에서 보듯이 탈분극은 매우 짧은 시간 내에 이루어집니다. 그러나 재분극은 서서히 이루어지므로 심장근육의 부위에 따라 재분극기에 차이가 생길 가능성이 훨씬 큽니다. 즉 심장근육의 한 부위는 재분극을 마치고 새로운 자극을 받아들일 준비가 되어 있는데 다른 부위는 아직 재분극 중이라면 새로운 자극을 받아들이지 못하게 되겠지요. 심장근육이 부위에 따라 전기적 균질성을 잃게 되면 새로운 자극이 퍼져 나갈 때 순탄하지 못하고 부분 부분은 전기가 통하지 못하게 되겠지요.

그렇다면 QT 간격이 길어서 발생하는 부정맥이 있겠네요?

그럼요. 이렇게 QT 간격이 길어서 생기는 이상을 '긴 QT 증후군(LQTS, long QT syndrome)'이라고 부릅니다. 대표적인 부정맥이 '염전성 심실빈맥(Torsades de pointes)'이라고 부르는 빈맥입니다. 이름이 특이하지요? 서맥으로 심장박동수가 낮거나 Mg 혹은 K부족으로 QT 간격이 길어지고 이로 인해 다형 심실빈맥(polymorphic VT)이 생기는데 아래의 심전도 같이 중앙선을 중심으로 꼬인 것 같은 특징적인 모양을 보입니다. 치료는 당연히 전해질 보충과 서맥에 대한 치료입니다. 빈맥이라고 여기에 항부정맥 약물을 사용하면 심박동수가 더 낮아지고 QT 간격이 길어지며 빈맥은 더 악화되겠지요.

염전성 심실빈맥

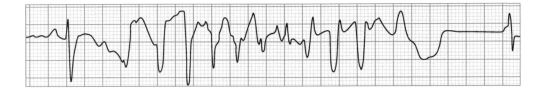

염전성 심실빈맥(Torsades de pointes)은 서맥이나 Mg 혹은 K 같은 전해질 이상으로 발생하며 꼬인듯한 독특한 모양을 보인다.

심실의 탈분극(QRS)과 재분극(T) 사이 – ST 분절의 의미

심실의 탈분극으로 QRS파가 생기고 심실의 재분극으로 T파가 나타나는데 심전도상에는 QRS파와 T파 사이에는 아무런 파형이 나타나지 않네요.

잘 봤어요. 심실이 탈분극을 마치고 나면 재분극기에 들어가는데 초기에는 재분극이 활발히 일어나지 않는 것처럼 보입니다. 그러나 엄밀히 말하면 재분극이 쉬는 것이 아니고 세포 내에 있던 K 양이온이 세포 외로 나가며 동시에 세포 외의 Ca 양이온이 세포 내로 들어오며 표면상 소강상태처럼 보이게 됩니다. 따라서 심전도에는 특정한 파형이 나타나지 않습니다. 이 기간이 바로 ST 분절에 해당합니다.

ST 분절은 정확히 어디를 말하나요?

QRS 파의 마지막 지점(J point)으로부터 T파의 시작점까지의 수평선을 말하는데 T파의 시작점을 정확히 지적하기는 쉽지 않습니다. 임상적으로 ST 분절의 상승과 하강은 허혈성 심질환의 진단에 큰 의미를 갖습니다.

ST 분절의 상승과 하강을 정의하려면 기준선이 필요하겠네요.

맞습니다. 심장의 재분극이 모두 끝난 T파의 종료점으로부터 P파가 시작하기 직전 시점까지인 TP 간격을 기준으로 삼거나, P파가 종료하고 QRS 시작점까지의 PR 분절을 기준으로 삼게 됩니다. 그림을 보면 쉽게 이해가 되지요.

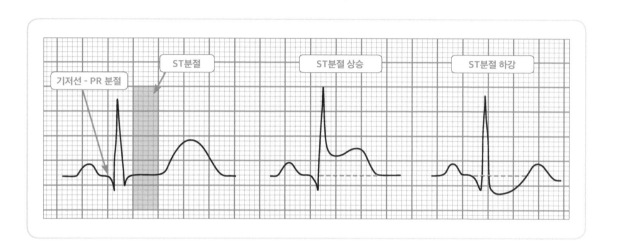

흉통이 있는 환자에서 ST 분절이 상승되어 있으면 굵은 관동맥이 혈전으로 막히는 전벽(tranmural) 심근경색증을 의심하게 됩니다. 그래서 이런 상황이 ST 분절 상승 심근경색증(ST Elevation MI)에 해당하고 줄여 STEMI라고 부릅니다. 치료는?

막힌 혈관을 뚫어줘야 하겠네요.

그렇죠. 풍선과 스텐트를 이용해 막힌 관동맥을 다시 개통시키는 것을 경피적 중재시술(Per-Cutaneous Intervention)이라고 합니다. 병원에서는 간단하게 PCI라고 부릅니다. 그럼 흉통 환자에서 ST 분절이 하강되어 있으면 무엇을 의심할 수 있을까요? 제가 이어서 설명 할게요. 관동맥 혈관이 완전히 막히지는 않았고 동맥경화증이나 혈전으로 혈관이 심하게 좁아져 가는 불안정성 협심증(unstable angina, UA)이나 혈전이 작은 혈관을 막아 ST 분절이 상승되지 않는 심근경색증(non-ST elevation MI, NSTEMI)을 의심합니다. 이때에는 동맥이 완전히 막힌 상태가 아니므로 기계적으로 넓힐 필요는 없고 혈전을 녹이거나 혈전발생을 억제하는 약물을 사용하게 됩니다.

Chapter
04

부정맥의 발생

Chapter **04**

부정맥의 발생

알아봅시다

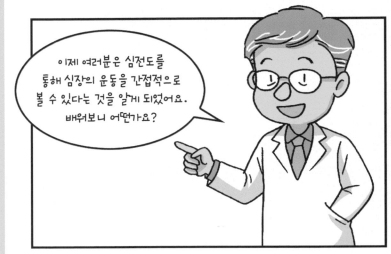

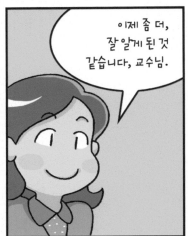

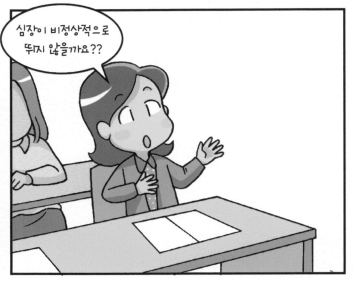

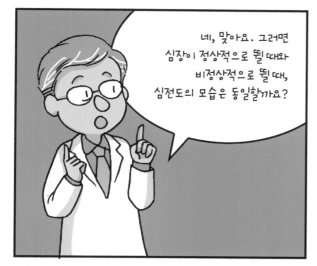

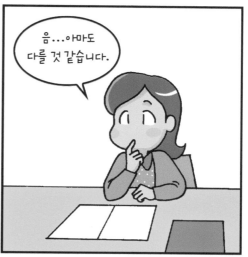

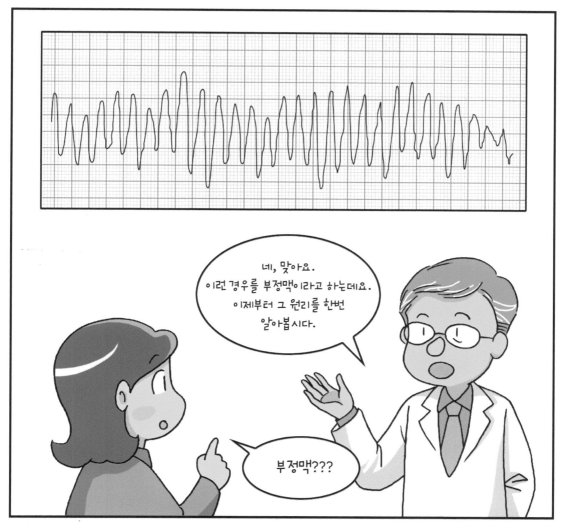

우선, 심전도로 무엇이 정상인가?

지금까지 우리는 주로 정상적인 전기 생성과 흐름에 대해 공부해 왔어요. 이제는 정상에서 벗어난 리듬, 즉 부정맥이 어떻게 발생하는지 공부해 보겠습니다. 정상적으로 심장이 박동하고 있다는 것은 정확히 어떤 상태일까요?

규칙적으로 뛰고 있다는 것?

규칙적으로 뛴다? 그럼 1분에 200, 300번씩 혹은 1분에 30번씩 규칙적으로 뛰는 것도 정상일까요?

…. 아닙니다. 적절한 횟수로 뛰어야 합니다.

그럼 '적절한 횟수', '규칙적으로 뛴다', 이 두 가지 조건만 있으면 정상일까요? 정상 심장 박동 리듬의 조건은 정말 그것뿐일까요?

아, 참…! 앞의 강의에서 말씀하신 것처럼 정상적으로 동결절에서 만들어진 전기가 심방과 방실전도계를 거쳐 심실에 전도되어야 합니다.

그렇지! 즉 정상이라고 말하려면 동결절에서 적당한 횟수로, 규칙적으로 만든 전기가, 심방에서 정상 경로를 따라 심실로 전도되고 그 이후엔 소멸되어야 합니다. 그리고 이 과정이 다시 처음부터 되풀이되어야 합니다. 하나 더, 이러한 전기 흐름이 정상적인 속도로 전도되는 것이 필요합니다.

네.

오른쪽의 심전도를 보면서 이제까지 배운 내용을 되돌아 봅시다. 사람마다 심전도를 보는 방법에는 약간씩 차이가 납니다. 우선 선생님이 보는 방법대로 해 볼까요? 일단 심박수는 얼마죠?

마지막 R파가 굵은 눈금과 만나니까 여기에서부터 세어 보겠습니다. 300, 150, 100, 75, 다음 60에 딱 맞아 떨어지는군요. 심박수는 분당 60회입니다.

적절한가요?

예, 아마 현재 제 심장박동수와 비슷하겠군요.

좋아요. 그러면, 다음 질문으로 넘어가보죠. 이 심전도에서 전기의 공급원은 동결절인 가요?

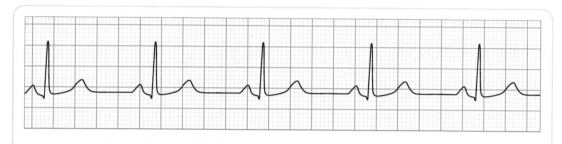

정상 동조율
• 기준
1. P파의 정상 axis   2. 일정하고 정상인 PR 간격 (120~200 ms)   3. 일정한 P파의 모양   4. 분당 60~100회

둥근 P파 뒤에 날카롭고 키가 큰 QRS파가 따라오며, 이 두 파가 모두 위쪽을 향하는 일견 정상적인 모습을 보이므로, 동결절에서 전기를 만드는 것으로 보입니다. 그러나 만일 이 심전도의 유도가 aVR이라면 P파와 QRS파가 모두 뒤집힌 형태로 나타나야 하므로 이것만으로는 판단할 수 없겠는데요?

아주 정확합니다. 이 유도는 Ⅱ유도이므로 정상 동조율이라고 할 수 있습니다. 정상 동조율이라고 판단하려면 P파 축이 정상이고 P파의 횟수가 분당 60~100회이며 P파의 모양이 항상 동일해야 하죠? 이 심전도에서 P파의 횟수가 이 조건을 충족하고 P파의 모양이 일정하며, 유도가 Ⅱ이므로 P파 축도 정상인 것으로 보아 정상 동조율이 맞습니다. 심전도에서 리듬을 분석할 때에는 주로 Ⅱ유도를 관찰하게 되는데, 다른 유도, 특히 aVR유도에서는 P, QRS가 모두 뒤집혀 있는 것을 볼 수 있을 겁니다.

네, 이렇게 정리해 주시니 이해가 더 잘 됩니다.

동결절에서 만든 전기는 바로 인접한 심방세포로 전달되고, P파가 생기기 시작해서 좌심방 끝까지 탈분극이 완료되면 P파가 완성된다고 했죠? 그리고 이 과정에 걸리는 시간, 즉 P파의 폭은 얼마라고 했죠?

100 ms, 즉 작은 눈금 두 칸 반으로, 이 심전도의 P파 폭은 정상입니다.

그렇죠. 정리하면 이 심전도는 우리에게 다음과 같은 정보를 주고 있어요. '즉, 동결절은 분당 60회 정도 규칙적으로 전기를 만들어 내고, 이 전기는 심방에 전도되어 전체 심방에 전기가 흘러가는 데 이상이 없다'는 것입니다.

🧑‍🦰 그러면 심방까지 흐른 전기는 이제 어디로 어떻게 흘러가는지 한번 말해 볼까요?

정상 동조율이란?

동결절

방실결절

SN에서 60~100/min 규칙적 전기 생성
→ 옆의 심방으로 전도
→ 방실결절
→ His속
→ BB
→ Purkinje fiber
→ 심실근육
→ 전기 활동 소실

이 과정을 반복하면 → 정상

여기에서 벗어나면 → 부정맥

👩 심방에서 전기가 심실로 흘러갑니다. 심방과 심실은 전기적으로 절연되어 있으므로 방실전도계를 통해 전기가 흘러갑니다. 방실결절은 우심방 아래쪽에 있으므로, P파의 중간 정도 지점에서 이미 방실결절로 전도된 탈분극파는 곧이어 His속, 양측 각분지(BB), Purkinje fiber를 통해 심실내막의 심근세포에 도달하게 됩니다. 이러한 방실전도계를 통과하는 전기는 심전도상에 나타나지 않지만, 첫 번째 심실내막의 심실세포가 탈분극을 개시하는 시각이 QRS파의 시초에 해당합니다. P파의 시작점으로부터 QRS파의 시작점까지의 간격이 PR 간격이고 PR 간격은 정상에서 큰 눈금 하나, 즉 200 ms 이내인데 이 심전도의 PR 간격 역시 정상입니다.

🧑‍🦰 맞아요. 정리하면 심방과 방실전도계의 흐름이 모두 정상적으로 이루어지고 있음을 알수 있어요. 그런 다음에는 어떻게 되지요?

👩 Purkinje fiber에서 첫 번째 심실 내막세포에 전달된 탈분극파는 심실 외막을 향해 퍼져 나가며, 심실 외막세포가 탈분극을 개시하는 시점이 QRS파의 마지막에 해당합니다. 이렇게 전체 심실의 탈분극이 완성하는 데에는 작은 눈금 두 개 이내인 80 ms의 시간이 걸리고, 이 심전도에서 QRS파의 폭도 80 ms 이내이므로 심실의 전기 흐름도 정상입니다. 아, 참 QRS파의 axis 역시 Ⅱ유도에서 위로 올라가므로 심실 전기 흐름의 방향도 정상임을 알 수 있습니다.

🤓 정리한다면?

😮 이 심전도에서는 동결절에서 나온 전기가 심방을 흐르고 방실전도계를 통해 심실까지 정상적인 흐름을 보였으며, 그 결과 심전도상에 P파의 분당 횟수, P파의 모양과 폭, P파의 axis, PR 간격, QRS파의 분당 횟수, QRS파의 모양과 폭, axis 모두 정상임을 확인했습니다.

🤓 그럼 이제는 심실의 재분극인 T파를 살펴볼까요? T파는 어떤 경우 정상이죠?

😮 T파는 QRS파와 같은 방향으로 향하므로 이 심전도에서도 정상적인 방향이고, 재분극 기간인 QR 간격도 큰 눈금 두 개 이내로 정상입니다.

🤓 맞습니다. 정상적인 리듬은 방금 우리가 같이 공부한대로입니다. 만일 여기에서 벗어나는 흐름을 보이면 모두 부정맥이라고 할 수 있어요. 따라서 부정맥은 종류가 매우 다양하고 진단과 치료도 모두 다릅니다.

서맥의 발생 – 동기능부전

🤓 이제 부정맥이 발생하는 기전을 공부해 보겠습니다. 부정맥은 크게 심박동이 빠른 부정맥인 빈맥과 늦은 부정맥을 의미하는 서맥으로 나눌 수 있어요. 먼저 심장의 전기 형성 과정부터 되돌아 보면서 서맥이 어떻게 발생하는지 보겠습니다.

😮 동결절이 규칙적이고 적절한 횟수로 전기를 만들어야 하는데, 이 기능에 이상이 발생하면 심실도 충분히 전기를 받지 못해 심장의 박동 횟수가 떨어지는 서맥이 생기겠네요?

🤓 당연하죠. 전기 공급원이 없으니까요. 처음에 배운 내용으로 한번 되돌아가 봅시다. 동결절은 무슨 역할을 어떻게 한다고 했죠? 마라톤의 예를 기억해 보세요.

😮 아, 이제 기억납니다. Pacemaker 역할이라고 하셨습니다!

잘 기억하고 있군요. 동결절이 전기를 생성하는 것은 활동전위 Phase 4에서 천천히 자발적인 탈분극이 일어나 전기를 스스로 만들어 내야 가능하죠. 그런데 이 자발적 탈분극이 원활하게 일어나지 못하게 되니까 심방으로 전기가 원활하게 전달되지 못해, 결과적으로 심실로 전달되는 전기도 모자라게 되어 심장의 박동이 감소하는 서맥이 생기게 됩니다. 이런 현상을 임상적으로 동기능부전(sinus node dysfunction)이라고 부릅니다.

부정맥이란?

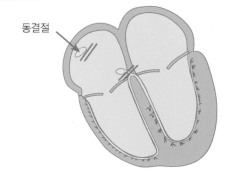

- SN에서 전기를 잘 만들지 못할 때
- SN에서 전기를 만들어도 인접 심방으로 전도가 잘 안되지 않을 때
- AVN 등에서 전도가 안 될 때

⇒ **서맥**

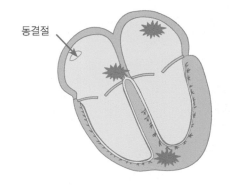

- 심방, 심실, AVN 등에서 비정상적 전기 생성
- 발생 후 소멸할 전기가 소멸하지 않고 맴을 돌 때

⇒ **빈맥**

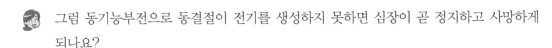
그럼 동기능부전으로 동결절이 전기를 생성하지 못하면 심장이 곧 정지하고 사망하게 되나요?

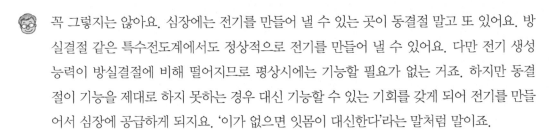
꼭 그렇지는 않아요. 심장에는 전기를 만들어 낼 수 있는 곳이 동결절 말고 또 있어요. 방실결절 같은 특수전도계에서도 정상적으로 전기를 만들어 낼 수 있어요. 다만 전기 생성 능력이 방실결절에 비해 떨어지므로 평상시에는 기능할 필요가 없는 거죠. 하지만 동결절이 기능을 제대로 하지 못하는 경우 대신 기능할 수 있는 기회를 갖게 되어 전기를 만들어서 심장에 공급하게 되지요. '이가 없으면 잇몸이 대신한다'라는 말처럼 말이죠.

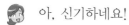 아, 신기하네요!

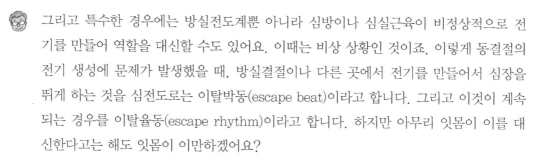 그리고 특수한 경우에는 방실전도계뿐 아니라 심방이나 심실근육이 비정상적으로 전기를 만들어 역할을 대신할 수도 있어요. 이때는 비상 상황인 것이죠. 이렇게 동결절의 전기 생성에 문제가 발생했을 때, 방실결절이나 다른 곳에서 전기를 만들어서 심장을 뛰게 하는 것을 심전도로는 이탈박동(escape beat)이라고 합니다. 그리고 이것이 계속되는 경우를 이탈율동(escape rhythm)이라고 합니다. 하지만 아무리 잇몸이 이를 대신한다고는 해도 잇몸이 이만하겠어요?

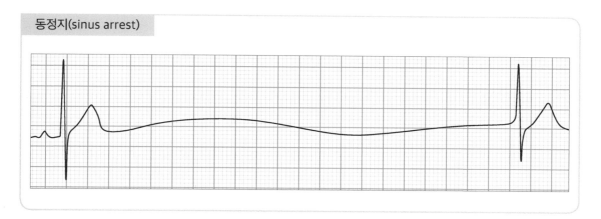

결국 동결절에서 전기 생성이 제대로 되지 않는 것이 동기능부전이군요?

동기능부전을 일으키는 가장 흔한 기전이 방금 이야기한대로 동결절의 탈분극이 매우 늦은 빈도로 이루어지는 것입니다. 동결절이 부교감신경의 자극을 받으면 Phase 4의 slow spontanesous depolarization이 매우 천천히 이루어진다고 했는데, 이것을 연상하면 될 거예요. 심전도상으로는 이것이 심한 동서맥(sinus bradycardia)으로 나타납니다. 이는 정상인에게서도 부교감신경 자극으로 일시적으로 일어나지만, 동기능부전에서는 지속적으로 매우 심하게 병적으로 일어난다는 차이가 있어요. 그러나 동기능부전에는 이 외에 다른 기전도 있어요.

동기능부전은 동결절에서 전기를 만들어 내는 데 장애가 있는 것인데, 그 외의 기전도 있나요?

네, 동기능부전은 대개 전기 생성의 장애지만, 동시에 동결절에서 만든 전기가 인접한 심방세포로 퍼져 나가지 못하는 경우도 있어요. 물론 두 가지 원인이 같이 있는 경우도 많지요.

어떻게 만들어진 전기가 주변 심방으로 전도가 되지 않은 것이 가능하죠?

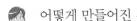 쉽게 말하면 동결절과 인접 심방세포 사이에 전기가 잘 통하지 못하는 경우입니다. 심근염이 생겨 심방을 침범하게 되면 염증이 가라앉는 과정에서 섬유화가 생길 수 있고, 이 섬유가 심방에 침착하며 당연히 동결절세포와 심방세포 사이에도 같은 일이 발생할 수 있게 됩니다. 이런 경우 동결절세포의 탈분극이 인접한 심방세포에 전달이 안 될 수 있습니다. 이 현상을 동방차단(sino-atrial block, SA block)이라고 부르는데, 심전도상에는 동결절이 전기를 만들지 못해 P파와 QRS파가 한 사이클 동안 나오지 못하는 모습으로 나타납니다.

 아~ 그렇군요.

동방차단(SA block)

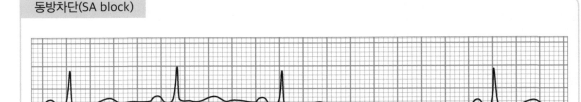

동기능부전에는 다른 형태도 있어요. 동결절이 평상시에는 전기를 정상적으로 분당 60~100회 정도 만들어 내도 지장이 없습니다. 운동 시에는 더 빨리 만들어야 신체적 요구를 충족시킬 수 있는데 이것이 불가능한 경우가 동기능부전입니다. 평상시에는 증상이 없지만 운동 시에 필요한 만큼 심박동수가 충분히 증가하지 못해 운동 시 호흡곤란이 발생하는 chronotropic incompetence가 여기에 해당합니다.

기억하자 17

■ 동기능부전은 동서맥이 가장 흔하나 동정지, 동방차단, chronotropic incompetence의 형태로도 나타난다.

서맥의 발생 – 방실전도장애

🧑 심방을 거친 전기는 방실전도계를 통해 심실로 내려가야 합니다. 그런데 방실전도계에 장애가 발생하게 되면 심방에서는 전기를 공급받아 수축이 일어나지만 심실에는 전기가 도달하지 못해, 심실 박동이 제대로 이루어지지 못하게 되어 서맥이 발생합니다. 이런 현상을 방실전도장애, 혹은 전도차단이라고 부릅니다. 발생하는 위치와 정도에 따라 다양한 형태로 나타날 수 있어요. 우선 쉽게 3도, 2도, 1도로 단계를 나눌 수 있습니다.

👩 3도가 가장 심한 방실전도장애죠? 완전 방실차단이라고 들어 본 것 같은데….

🧑 3도는 심방의 전기가 하나도 심실로 내려가지 못하는 상태를 말합니다. 따라서 3도 방실차단, 혹은 완전 방실차단이라고도 부릅니다. 심방의 전기가 심실로 하나도 내려오지 못하면 심실은 어떻게 될까요? 그리고 심전도에는 이것이 어떻게 나타날까요?

👩 음… 아까 동기능부전에서 '이가 없으면 잇몸'이라고 말씀하셨으니 방실결절이나 심실 등 다른 곳에서 전기를 만들겠죠. 설마 심실이 뛰지 않고 심정지가 계속되는 일은 없겠죠. 그리고 심전도로는 심방의 탈분극이 P파이고 심실의 탈분극은 QRS파니 P파와 QRS파가 연달아 나오는 모습이 아닌 P는 P대로 QRS는 QRS대로 완전히 독립된 모습을 보일 것 같습니다.

🧑 아주 정확합니다. 그럼 이제 2도 방실차단에 대해 알아 볼까요? 2도 방실차단은 심방의 전기 중 일부는 심실로 전도가 되지만 일부는 전도되지 못하는 현상으로, Ⅰ, Ⅱ형의 두 가지 형태가 있어요.

👩 복잡하군요.

🧑 실제로는 그다지 어렵지 않아요. 2도 방실차단의 Ⅰ형은 Wenckebach block이라고 하는데, PR 간격이 차츰차츰 길어지다가 P파 이후에 QRS파가 뒤따르지 않는 형태입니다. Ⅱ형은 서서히 PR이 길어지다가 block이 발생하는 것이 아니고, P파 다음에 QRS파가 느닷없이 뒤따르지 않는 형태입니다. 심전도를 보면 쉽게 구분할 수 있어요.

👩 1도 방실차단은요?

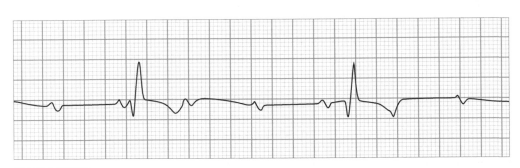

완전(3도) 방실차단

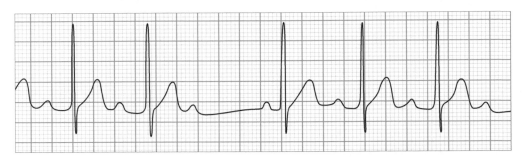

2도 방실차단 I형

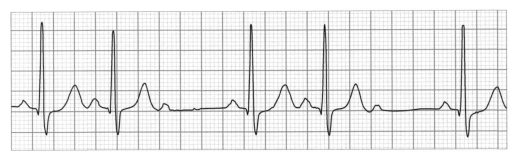

2도 방실차단 II형

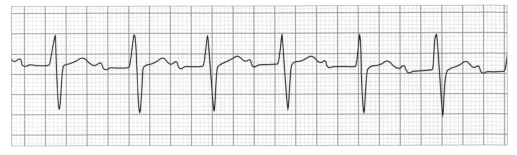

1도 방실차단

사실 엄밀히 말해, 1도 방실차단에는 차단이라는 단어를 쓰는 것이 정확하지 않습니다. 오히려 전도 지연이라는 단어를 사용하는 것이 좋아요.

전도 지연이라면 전기 전도에 시간 지연이 나타난다는 말씀인가요? 어디와 어디 사이에 전도 지연이 있는 건가요?

심방에서 심실로 전도가 이루어지는데, 이 둘 사이에 전도 지연이 있다는 의미입니다. 차단은 아닙니다. 따라서 모든 심방의 전기가 빠지지 않고 심실로 전도되므로 P와 QRS의 비율은 1:1입니다. 다만 P에서 QRS까지의 간격, 즉 PR 간격이 정상보다 길게 나타나지만 모든 P파 이후에 QRS파는 꼭 따라 나옵니다. PR 간격이 무슨 의미인지, 그리고 정상 수치가 얼마인지 한번 말해 볼까요?

PR 간격은 방실전도계의 전도에 걸리는 시간을 주로 의미하고, 정상 수치는 큰 눈금 하나, 즉 200 ms 이내입니다.

기억하자 18

- 3도 방실차단은 심방의 전기가 하나도 심실로 전도되지 못한다.
- 2도 방실차단은 심방 전기 중 일부가 심실로 전도되지 못한다.
- 1도 방실차단은 모두 전도되나 지연되어 전도된다.

빈맥의 발생

정상적인 상황에서는 동결절에서만 전기를 만들어 낼 수 있다고 앞에서 이미 설명했죠? 그런데 이때 일반적으로 어느 정도의 빈도로 전기를 만들어 낸다고 했죠?

60~100회? 많으면 150까지도 가능하다고 하셨습니다.

맞아요. 이것을 정상이라고 볼 수 있죠. 그런데 동결절이 아닌 심방이나 심실이나 방실접합부(AV junction) 같은 곳에서도 비정상적으로도 전기를 만들어 낼 수가 있습니다.

방실접합부라는 이름은 처음 듣는데요?

방실접합부는 심방과 심실 사이의 한 부분을 말합니다. 경계가 분명하지는 않고 방실결절을 포함한 부위로서, 전기의 형성이나 전도와 관련한 중요한 역할을 하는 부분입니다. 그냥 방실결절이라고 생각해도 좋습니다. 심방, 심실 혹은 방실접합부에서는 병적인 상황에서 전기를 만들 수도 있고. 경우에 따라서는 어디에서든 한 번 만든 전기가 흘러가 소멸되지 않고 맴도는 수가 있습니다.

그러면 어떤 문제가 발생하나요?

빈맥이 일어나죠. 빈맥의 발생 기전에는 세 가지 있는데, 첫째가 비정상 자동능(abnormal automaticity), 둘째, 방아쇠성 활동(triggered activity) 그리고 회귀(reentry)죠. 그런데 가장 흔한 기전이 바로 reentry에요.

그렇다면 이 세 가지 기전의 차이점은 뭔가요?

빈맥의 발생기전 – 비정상 자동능이란?

그럼 빈맥의 발생 기전을 한번 자세히 알아 볼까요? 우선 비정상 자동능(abnormal automaticity)이란 원래 정상적인 상황에서는 전기를 만들어 낼 능력이 없는 심근세포가 그 능력을 갖게 되는 것을 말합니다. 심방과 심실근육세포의 활동전위는 휴식기에는 평평하게 어떠한 전기적 활동을 보이지 않는다고 했습니다. 그러나 인접한 세포가 탈분극이라는 자극을 받으면 세포막 외부의 양이온이 갑자기 세포 내로 들어오며 탈분극을 시작한다고 공부한 내용을 기억할 겁니다.

네, 외부의 자극이 없으면 세포막 전위는 계속 어떠한 활동도 없이 평평하다고 배웠어요. 반면 자동능을 가진 동결절세포는 이와 달리 휴식기에도 막전위가 서서히 탈분극을 시작하고 이 것이 동결절의 자동능을 설명한다고 공부했습니다.

맞아요. 잘 기억하는군요. 그런데 병적인 상황에서는 심방이든 심실이든 근육세포의 활동전위가 아래의 오른쪽 그림처럼 바뀌게 됩니다. 이 그림에서 보이는 것 같이 심실근육세포의 활동전위가 마치 동결절세포의 활동전위를 닮아가게 되는 것이죠. 그 결과 휴식기에 저절로 탈분극이 생기며 전기를 만들어 낼 수 있는 자동능을 갖게 되는데, 이를 동결절의 자동능에 대비하여 비정상 자동능이라고 부르는 것입니다.

실제로 어떤 부정맥을 만들어 낼 수 있나요?

이 기전으로 발생하는 부정맥은 accelerated junctional rhythm이고, ectopic atrial tachycardia, digitoxicity로 생기는 PAT with block 등도 있는데, 대표적인 부정맥들은 알아 두는 것이 좋습니다. 이 기전으로 발생하는 빈맥은 시간이 가며 박동이 빨라지는 warming-up 현상이 있어요. 또 빈맥이 멈출 때에도 갑자기 멈추지 않고 서서히 단계적으로 정상으로 돌아오고요.

심근세포의 비정상 자동능

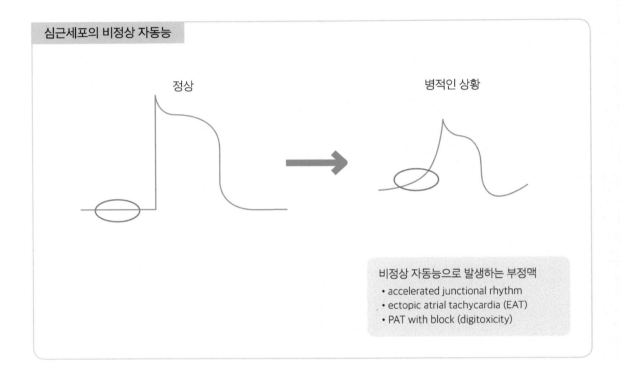

정상　　　　　　　　　　　　　　　　　　병적인 상황

비정상 자동능으로 발생하는 부정맥
- accelerated junctional rhythm
- ectopic atrial tachycardia (EAT)
- PAT with block (digitoxicity)

빈맥의 발생기전 – triggered activity란 무엇인가?

👩 교수님, 그런데 방아쇠성 활동(triggered activity)은 어떤 기전인가요?

👨 좀 복잡한 기전이기는 하지만 알고는 있어야 해요. 되풀이해 말하지만, 심방이든 심실이든 심근세포는 휴식기에는 평평하게 어떠한 전기적 활동을 보이지 않는다고 했죠? 한 번 자극을 받으면 활동전위를 한 번, 두 번 자극을 하면 활동전위를 두 번 만들고 자극이 없으면 가만히 있는 것이 정상이에요. 여기에서 보여 주는 것처럼, 자극-탈분극-재분극, 자극-탈분극-재분극, 자극 없음-끝의 이런 과정을 거쳐야 하는데, 어떤 경우에는 자극-탈분극-재분극, 자극-탈분극-재분극을 하고 그냥 휴식기의 평평함이 유지되어야 하는 막전위가 부르르 떨게 됩니다.

👩 왜 그런 일이 생기는 거죠?

👨 지난 번에 있었던 자극의 영향으로 외부에 있던 양이온이 잠깐 들어오게 되는 겁니다. 이것이 조금만 들어오면 막전위가 조금만 탈분극 방향으로 움직이다가 회복하는데, 지난 번에 있었던 자극의 숫자가 많거나 자극 간격이 좁은 경우에는, 외부에서 들어오는 양이온이 더 많아지며 어느 순간 문턱(threshold potential)을 넘기는 순간에 제대로 된 활동전위를 만들어 낸다는 말입니다. 이것이 바로 방아쇠성 활동입니다.

👩 네….

👨 이것은 저절로는 생기지 않아요. 외부의 자극으로 이미 탈분극이 일어난 이후에나 생깁니다. 먼저 있었던 탈분극이 방아쇠로서 역할을 한 이후에 발생한다고 해서 방아쇠성 활동이라는 이름이 붙여졌고, 또 이후에 발생하는 탈분극이라는 의미로 후분극(after-depolarization)이란 이름도 갖고 있어요. 주로 세포 내 Ca 이온이 증가하는 것 때문에 생기죠.

👩 그렇군요!

👨 그런데 방아쇠성 활동에는 발생하는 시간에 따라 두 가지가 있어요. 조기 후분극(early after-depolarization, EAD)과 지연 후분극(delayed after-depolarization, DAD)입니다. 복잡하죠? 사실 지금 단계에서 이것까지 여러분들에게 꼭 가르쳐줘야 할 필요가 있나 하는 염려도 되는군요.

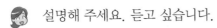

😊 설명해 주세요. 듣고 싶습니다.

🧑‍🦳 발생하는 시간적 차이에 따른 것입니다. Delayed After-depolarization은 자극-탈분극에 이어 완전히 재분극이 이루어진 이후에 약간의 시간차를 둔 다음, 막전위가 흔들리며 문턱 전위를 넘기면서 활동전위가 생겨나는 것을 의미합니다. 이것은 digitoxicity나 catecholamine 때문에 생깁니다.

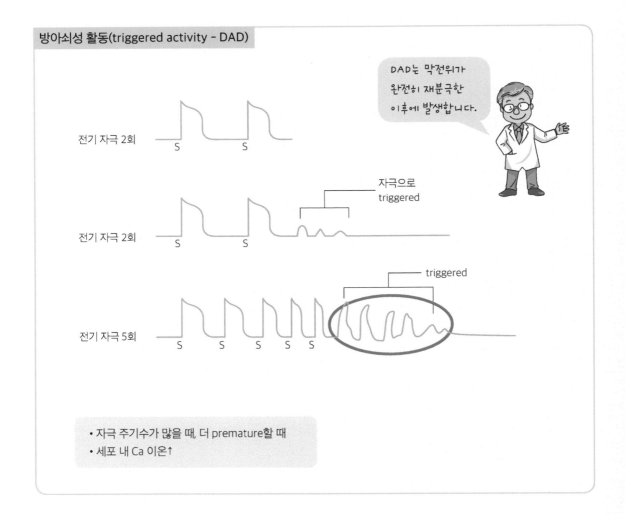

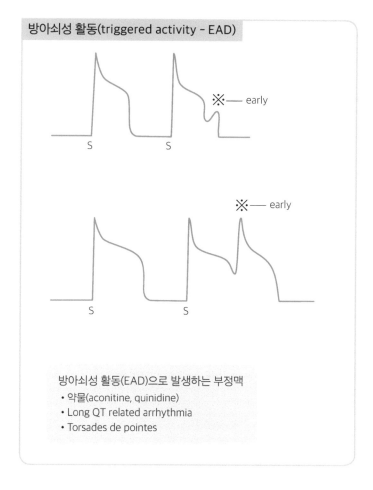

방아쇠성 활동(triggered activity - EAD)

※ ── early

S   S

※ ── early

S   S

방아쇠성 활동(EAD)으로 발생하는 부정맥
- 약물(aconitine, quinidine)
- Long QT related arrhythmia
- Torsades de pointes

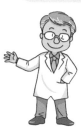

EAD는 막전위가 완전히 재분극하기 전, 즉 재분극 도중에 발생 합니다.

 그러면 Early After-depolarization은 무엇인가요?

 말 그대로예요. EAD는 자극–탈분극에 이어 완전히 재분극이 이루어지기 이전, 즉 재분극이 진행되는 도중에 활동전위가 살짝 다시 탈분극 방향으로 이동하다가 문턱 전위를 넘겨 온전한 탈분극을 만들어 내는 현상입니다. Aconitine이나 quinidine 같은 약물의 영향, Long QT증후군에 발생하는 부정맥, Torsades de pointes라는 부정맥이 이런 기전으로 발생합니다. 점점 어려워지지요? 그렇다고 해서 실망하지 마세요. Triggered activity가 어떤 것이라는 개념만 대략적으로 알아도 충분합니다.

 알겠습니다.

빈맥 발생의 가장 흔한 기전 - reentry

🤓 회귀(reentry). 이것은 부정맥의 발생 기전 중 가장 많고 중요하기 때문에 꼭 알아야 합니다.

👩 네!

🤓 일단 한번 만들어진 전기는 할 일을 마치고 나면 소멸해서 없어지고, 다음에 새로운 전기가 자신의 역할을 하는 과정이 되풀이되어야 합니다. 그런데 경우에 따라서 한 번 생성된 전기파가 소멸하지 않고 다시 돌아다니는 것을 회귀라고 부릅니다. 단어를 살펴보면 re-enter입니다. 're'는 '되풀이하여'라는 뜻이고 'enter'는 '들어간다'는 뜻이지요?

👩 네.

🤓 예를 들어 보자면, 얕은 시냇물을 생각하면 됩니다. 농촌에 새로 만든 수로는 시멘트로 만들어서 바닥이 매끈해 물이 잔잔히 흘러가죠. 그런데 이것을 얕은 시냇물과 한번 비교해 보세요. 시냇물 바닥에는 작은 돌이나 나뭇가지 등 장애물이 잔뜩 쌓여 있는데, 시냇물이 흘러가다가 돌멩이 같은 장애물을 만나게 되는 것을 볼 수가 있어요. 이때 낙엽 조각같이 작은 부유물이 돌멩이 주변을 뱅뱅 도는 현상을 볼 수가 있죠. 다음 페이지의 오른쪽 그림처럼 말이죠. 이것이 바로 reentry와 같은 원리입니다.

👩 아, 그렇군요! 호텔의 회전문을 통해 빙글 빙글 맴도는 것과 유사하군요.

🤓 하하. 좋아요. 다시 설명하자면 reentry란, 일단 전기가 한번 만들어지면 흘러 내려가고 소멸해야 하는데, 장애물을 만나면 우회를 해 와류를 일으키며 다시 장애물의 상부로 올라가고 다시 내려오는 것을 반복하며 맴도는 현상입니다.

👩 장애물을 만날 때만 일어난다는 말씀인가요?

🤓 바로 그겁니다. Reentry는 장애물이 있을 때만 볼 수 있어요! 장애물이 있으면 장애물을 사이에 두고 내려가는 길이 두 개가 생기는 것이거든요. 장애물이 없으면 넓은 정상적인 경로가 하나만 있는 것이고 이 경우에는 와류가 발생하지 않는다는 뜻이죠.

회귀(reentry) 기전

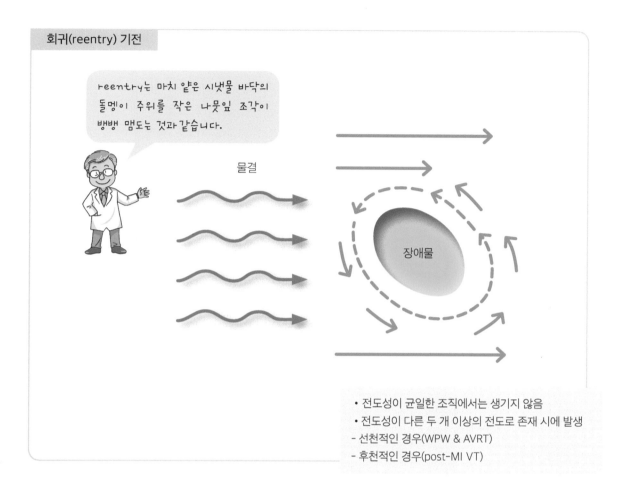

reentry는 마치 얕은 시냇물 바닥의 돌멩이 주위를 작은 나뭇잎 조각이 뱅뱅 맴도는 것과 같습니다.

물결

장애물

• 전도성이 균일한 조직에서는 생기지 않음
• 전도성이 다른 두 개 이상의 전도로 존재 시에 발생
- 선천적인 경우(WPW & AVRT)
- 후천적인 경우(post-MI VT)

아까 말씀하신 예처럼, 시멘트로 된 평평한 수로에서는 와류가 생기지 않는 것과 같은 원리군요!

바로 그겁니다. 후천적으로 장애물이 발생해 전기가 흘러가는 길이 두 개로 나뉘어지는 것은 심근경색증 후 발생한 심실빈맥(post-MI VT)이 대표적이죠. 심근경색증 때문에 일부 심실근육이 괴사하고 반흔(scar)이 생기면 이곳은 전기가 흐르지 못하는 장애물로 작용합니다. 위에서 내려가던 전기파가 장애물인 반흔을 만나면 우회하여 장애물의 옆을 통해서 아래로 내려갑니다. 그러다가 어느 순간 갑자기 한쪽 옆으로 내려갔던 전기가 반대편 길을 타고 상류 방향으로 역류하면서 장애물 주위로 맴을 돌게 되면 마치 이곳에서 빨리 전기를 만들어 내는 것과 같은 효과를 갖게 됩니다. 이것이 바로 심근경색증 후 발생하는 심실 빈맥의 발생 기전인 것입니다.

네….

Reentry는 장애물이 발생하며 두 개 이상의 전도로가 생겨야 발생할 수 있는데, 장애물 없이도 태어날 때부터 두 개 이상의 전도로를 가지고 있는 경우가 있어요. WPW증후군과 방실회귀빈맥(AVRT)이 대표적인 선천성 reentry 부정맥입니다. 이 회귀성 빈맥의 특징은 시작이나 종료가 급작스럽다는 점이에요. 즉 느닷없이 두근거리기 시작해 어느 정도 지속되다가 또 어느 순간에 감쪽같이 괜찮아진다는 뜻입니다. 아까 비정상 자동능으로 인한 빈맥은 서서히 시작해서 서서히 종료하는 특징을 가지고 있다고 했는데 아주 다르지요.

WPW증후군은 어떤 병인가요?

심방과 심실은 붙어 있지만 발생학적인 원인으로 둘 사이가 전기적으로 절연되어 있고 전기는 방실결절과 His속을 통해야만 심실로 전도된다는 내용을 공부했는데, 기억하죠? WPW증후군은 바로 이런 심방과 심실 사이 전기적 절연이 태어날 때부터 완전하지 못한 상태입니다. 심방의 전기는 방실전도계를 통해 심실로 전달될 뿐 아니라 심방과 심실을 직접 이어주는 부전도로(bypass tract 혹은 accessory pathway)를 통해 전도되어 심실은 두 군데의 전기 공급 경로를 갖고 있는 것이죠.

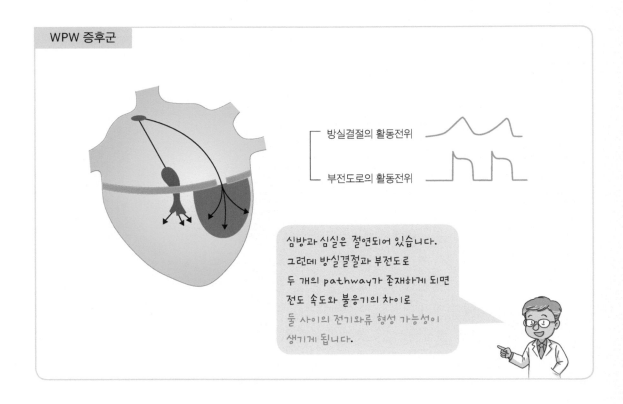

WPW 증후군

방실결절의 활동전위

부전도로의 활동전위

심방과 심실은 절연되어 있습니다. 그런데 방실결절과 부전도로 두 개의 pathway가 존재하게 되면 전도 속도와 불응기의 차이로 둘 사이의 전기와류 형성 가능성이 생기게 됩니다.

WPW증후군은 AVRT와 무슨 관계가 있나요?

 평상시에는 심방을 거친 전기 자극은 방실전도계와 부전도로 두 경로를 통해 심실로 전도가 되고 심실에 도달한 전기는 소멸해야 합니다. 그런데 어떤 특수한 상황에서 심방에서 만들어진 조기자극이 정상적인 경로를 통해 심실에 도착해 소멸하지 않고 이 전기가 부전도로를 타고 거꾸로 심방으로 올라오게 됩니다. 이 자극은 심방을 거쳐 다시 정상 경로를 타고 심실로 내려오고 다시 부전도로로 올라감을 되풀이 하는데, 심방과 심실 사이의 reentry라고 해서 이를 방실회귀빈맥(Atrio-Ventricular Reentrant Tachycardia, AVRT)이라고 부릅니다. 잘 알겠어요?

 네!

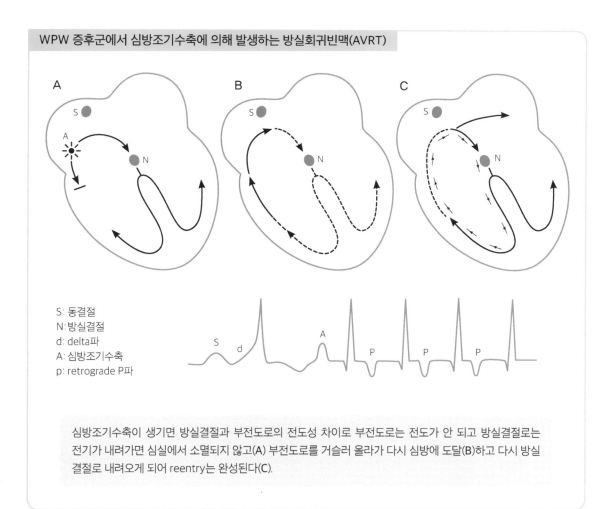

WPW 증후군에서 심방조기수축에 의해 발생하는 방실회귀빈맥(AVRT)

S: 동결절
N: 방실결절
d: delta파
A: 심방조기수축
p: retrograde P파

심방조기수축이 생기면 방실결절과 부전도로의 전도성 차이로 부전도로는 전도가 안 되고 방실결절로는 전기가 내려가면 심실에서 소멸되지 않고(A) 부전도로를 거슬러 올라가 다시 심방에 도달(B)하고 다시 방실결절로 내려오게 되어 reentry는 완성된다(C).

다행이군요. 부정맥 기전에 대한 강의는 이것으로 마치겠습니다. 오늘의 강의를 통해 심장 전기의 흐름에 대해서, 심전도에 대해, 그리고 부정맥의 발생에 대해서 좀 더 깊은 이해를 할 수 있었으면 좋겠군요.

물론입니다. 아, 정말 많은 것을 배운 유익한 시간이었습니다. 감사합니다, 교수님!

기억하자 19

- ■ 회귀성 빈맥은 갑자기 시작해 갑자기 종료하는 특징이 있다.
- ■ 반면에 비정상 자동능으로 인한 빈맥은 warming-up과 서서히 종료되는 것이 특징이다.

알기 쉬운 심전도 ① - 제2판
- 심장 전기 현상의 이해와 심전도의 형성 - (POD1 WP)

2017년 9월 10일 2판 발행

지 은 이 / 노 태 호

편   집 / (주)대한의학서적 편집부
발 행 처 / (주)대한의학서적
등록일자 / 2001년 10월 15일
등록번호 / 제6-0425
발 행 인 / 최 재 령
주   소 / 서울시특별시 구로구 디지털로 288 대륭포스트타워 1차 1209호
전   화 / (02) 921-0653
e-mail / medbook2000@daum.net
홈페이지 / www.medbook.co.kr

정   가 / 20,000원
I S B N / 979-11-5590-074-1   94510
            979-11-5590-073-4   94510 (세트)